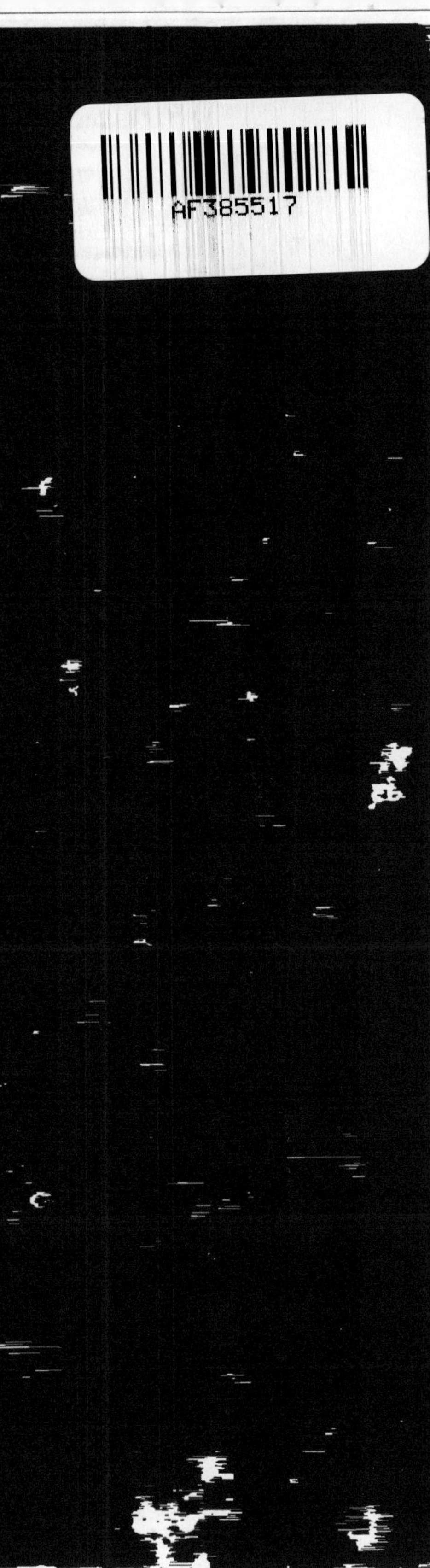

LETTRES

D'UN

MAGNÉTISEUR.

PARIS.—IMP. DE E.-B. DELANCHY,
Faubourg Montmartre, 11.

Lettres

D'UN

MAGNÉTISEUR,

PAR

J.-J.-A. RICARD.

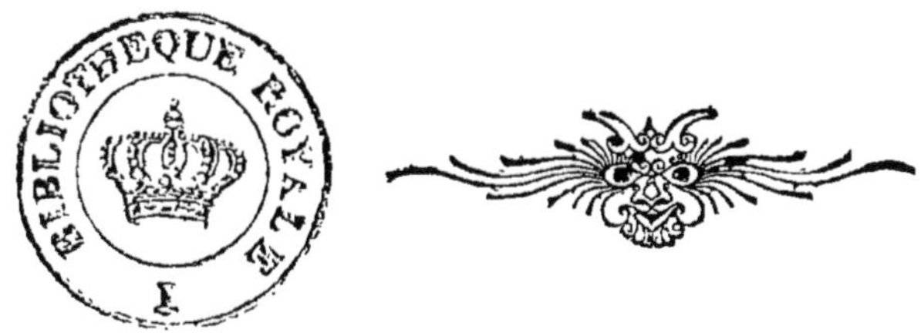

PARIS.

CHEZ L'AUTEUR, RUE LEPELLETIER, 5;

ET CHEZ LES LIBRAIRES.

1843.

LETTRES

D'UN

MAGNÉTISEUR.

LETTRE PREMIÈRE.

A M. le marquis d'Avila,

A Bordeaux.

MONSIEUR ET CHER DISCIPLE,

Vous vous rappelez, je pense, qu'en 1836, avant que j'eusse fondé le journal du magnétisme LE RÉVÉLATEUR, j'avais eu l'idée de publier, sous le titre : LETTRES D'UN MAGNÉTISEUR, les faits nombreux que j'avais déjà observés ou recueillis. A présent, je me reprends à

1*

cette idée, afin d'atténuer la lacune occasionée par la suspension de mon journal, et je veux vous offrir certaines choses que je crois utiles au progrès et au crédit de l'objet de nos études.

Vous n'exigerez pas de moi, je l'espère, mon cher disciple, un style brillant et fleuri; car vous savez que je n'ai nulle prétention à la gloire littéraire. J'écris, non pour écrire, mais seulement pour communiquer aux autres le résultat de mes observations, de mes recherches, de mes pensées.

Mon intention n'est pas de m'astreindre à la question du magnétisme, proprement : je désire examiner ce que je rencontrerai s'y rapportant, selon moi, soit dans les sciences naturelles, soit dans la philosophie occulte; et je ne vous promets point de m'abstenir de toute excursion en dehors du cercle principal que je me suis tracé.

D'après cela, mon cher disciple, vous comprenez que je ne dois placer en tête de mes lettres ni préface, ni avant-propos, ni discours préliminaire, rien qui indique d'avance les divers sujets qui y seront traités. Si la première page de mon livre vous plaît, vous lirez la seconde; si la seconde, la troisième, et ainsi après. Si, au contraire, je vous ennuie, vous me jetterez de côté; voilà tout.

Agréez, etc.

LETTRE II.

A M l'abbé P....l

Mon cher abbé,

Vous avez cessé, me dites-vous, de vous livrer à la pratique du magnétisme, que vous cultiviez depuis long-temps, parce que la dernière décision de Rome vous donne des craintes pour votre salut.

Je ne veux point vous engager à reprendre l'exercice d'une chose que vous avez tant aimée, que vous aimez encore, sans doute, mais qui vous paraît à présent toucher à l'hétérodoxie. Cependant, permettez-moi de vous démontrer que vous n'avez pas saisi les termes du saint tribunal, et que la conscience la plus timorée n'eût pas dû reculer le moins du monde à leur lecture.

Non, mon cher abbé, non, Rome ne s'est point mise en opposition avec le bon sens; elle n'a point donné de démenti à la science; loin de là, elle a permis et reconnu bon l'usage du magnétisme; et si elle a posé des restrictions relatives ou conditionnelles, c'est qu'elle avait des motifs d'en agir ainsi. Vous verrez tout à l'heure que ceux qui ont interprété le respectable décret contrairement à mes assertions sont dans l'erreur la plus profonde, car il n'y a qu'à en traduire fidèlement le texte pour voir clairement la justesse de ce que j'avance.

Lisons d'abord l'exposé qui a motivé le jugement de la sacrée pénitencerie :

« Eminentissime Seigneur,

« Vu l'insuffisance des réponses données jusqu'à ce jour sur le *Magnétisme animal*, et comme il est grandement à désirer que l'on puisse décider plus sûrement et plus uniformément les cas qui se présentent assez souvent, le soussigné expose ce qui suit à votre éminence :

« Une personne magnétisée, laquelle est ordinairement du sexe féminin, entre dans un tel état de sommeil ou d'assoupissement, appelé *Somnambulisme magnétique*, que ni le plus grand bruit fait à ses oreilles, ni la violence du fer ou du feu, ne sauraient l'en tirer. Le magnétiseur seul, qui a obtenu son consentement (car le consentement est nécessaire), la fait tomber dans cette espèce d'extase, soit par des attouchements et des gesticulations en di-

vers sens, s'il est auprès d'elle, soit par un simple commandement intérieur, s'il en est éloigné, même de plusieurs lieues.

« Alors, interrogée de vive voix ou mentalement sur sa maladie et sur celles de personnes absentes qui lui sont absolument inconnues, cette magnétisée, notoirement ignorante, se trouve à l'instant douée d'une science
bien supérieure à celle des médecins ; elle donne
des descriptions anatomiques d'une parfaite
exactitude; elle indique le siége, la cause, la
nature des maladies internes du corps humain
les plus difficiles à connaître et à caractériser ;
elle en détaille les progrès, les variations et les
complications, le tout dans les termes propres ;
souvent elle en prédit la durée précise et en
prescrit les remèdes les plus simples et les plus
efficaces.

« Si la personne pour laquelle on consulte
la magnétisée est présente, le magnétiseur la
met en rapport avec celle-ci par le contact. Est-
elle absente, une boucle de ses cheveux la rem-

place et suffit. Aussitôt que cette boucle de cheveux est seulement approchée contre la main de la magnétisée, celle-ci dit ce que c'est, sans y regarder, de qui sont ces cheveux, où est actuellement la personne de qui ils viennent, ce qu'elle fait; et sur sa maladie elle donne tous les renseignements énoncés ci-dessus, et cela avec autant d'exactitude que si elle faisait l'autopsie du corps.

« Enfin, la magnétisée ne voit pas par les yeux. On peut les lui bander, et elle lira quoi que ce soit, même sans savoir lire, un livre ou un manuscrit qu'on aura placé ouvert ou fermé, soit sur sa tête, soit sur son ventre. C'est aussi de cette région que semblent sortir ses paroles. Tirée de cet état, soit par un commandement même intérieur du magnétiseur, soit comme spontanément à l'instant annoncé par elle, elle paraît complètement ignorer tout ce qui lui est arrivé pendant l'accès, quelque long qu'il ait été : ce qu'on lui a demandé, ce qu'elle a répondu, ce qu'elle a souffert, rien de tout cela n'a laissé aucune idée dans son intelligence, ni dans sa mémoire la moindre trace.

« C'est pourquoi l'exposant, voyant de si fortes raisons de douter que de tels effets, produits par une cause occasionelle manifestement si peu proportionnée, soient purement naturels, supplie très-instamment votre éminence de vouloir bien, dans sa sagesse, décider, pour la plus grande gloire de Dieu, et pour le plus grand avantage des âmes, si chèrement rachetées par notre Seigneur Jésus-Christ, si, supposé la vérité des faits énoncés, un confesseur ou un curé peut, sans danger, permettre à ses pénitents ou à ses paroissiens :

« 1° D'exercer le magnétisme animal, ainsi caractérisé, comme s'il était un art auxiliaire et supplémentaire de la médecine ;

« 2° De consentir à être plongés dans cet état de somnambulisme magnétique ;

« 3° De consulter, soit pour eux-mêmes, soit pour d'autres, les personnes ainsi magnétisées ;

── 14 ──

« 4° De faire l'une de ces trois choses avec la précaution préalable de renoncer formellement dans leur cœur à tout pacte diabolique, explicite ou implicite, et même à toute intervention satanique, vu que, nonobstant cela, quelques personnes ont obtenu du magnétisme ou les mêmes effets ou du moins quelques-uns.

« Eminentissime seigneur, de votre éminence, par ordre du révérendissime évêque de Lausanne et Genève, le très-humble et très-obéissant serviteur, Jacques-Xavier Fontana, chancelier de la chancellerie épiscopale.

« Fribourg en Suisse, palais épiscopal, le 19 mai 1841. »

Quelque singulier que soit cet exposé, voyons la décision.

RESPONSIO.

« Sacra Pœnitentiaria, maturè perpensis expositis, respondendum censet prout respondet : usum magnetismi, prout in casu exponetur, non licere.

« Datum Romœ, in S. Pœnitentiaria die 1 julii 1841. »

RÉPONSE.

« *La Sacrée Pénitencerie, après avoir mûrement réfléchi sur cet exposé, a cru devoir répondre ainsi qu'elle répond : l'usage du magnétisme, tel qu'il est exposé dans ce cas, est illicite.*

« Donné à Rome, dans la Sacrée Pénitencerie, le 1er juillet 1841.

« C. Card. CASTRACANE, M. P.

« Ph. POMELLA, S. P., secrétaire.

« Vu pour copie conforme à l'original.

« Fribourg, le 26 juillet 1841.

« Par ordre :

« J. PERROULAZ, secrétaire de l'évêché. »

Cette réponse est, je crois, facile à comprendre, claire et précise. Comment donc peut-on en inférer que le magnétisme ait été condamné comme chose illicite? Ce jugement n'est-il pas, au contraire, tout en notre faveur? Les mots *est illicite* ne sont-ils pas précédés sagement de ceux-ci : *tel qu'il est exposé dans ce cas?* Or, si l'exposé est erroné, si les assertions qu'il contient sont fausses, si son auteur a été trompé par des gens intéressés à la prohibition du magnétisme, ou s'il s'est exagéré lui-même d'une façon étrange les facultés des somnambules magnétiques, n'est-il pas évident que la décision ne porte aucune condamnation : *Si* TEL *est un fripon, qu'on le pende! mais s'il est honnête homme, qu'il reste en paix!* C'est clair.

Examinons donc l'exposé de monseigneur l'évêque de Fribourg, et, sans oublier le respect que nous devons au sacré caractère de ce prélat, réduisons à leur juste valeur les prétentions qui s'y trouvent énoncées,

Il est dit :

« Une personne magnétisée, laquelle est ordinairement du sexe féminin, entre dans un
tel état de sommeil ou d'assoupissement, appelé *somnambulisme magnétique,* que ni le
plus grand bruit fait à ses oreilles, ni la violence du fer ou du feu ne sauraient l'en tirer. »

Il y a, en effet, beaucoup plus de femmes que d'hommes qui arrivent à l'état
de somnambulisme magnétique, et, dans
mon *Traité du Magnétisme,* j'ai dit pourquoi. Cependant, nous avons un très-
grand nombre de sujets du sexe mascu-
culin, et la plupart des somnambules
connus pour expérimenter publiquement
à Paris sont des jeunes hommes apparemment peu efféminés. Tous les somnambules ne sont point capables de résister
aux secousses, aux tortures dont on parle.

Je suis même convaincu, par expérience, que lorsque le magnétiseur n'a pas agi exprès, la plupart des magnétisés sont vivement affectés de tout ce qui doit occasioner la douleur, la fatigue, l'ennui.

« Le magnétiseur seul, qui a obtenu son consentement (car le consentement est nécessaire), la fait tomber dans cette espèce d'extase, soit par des attouchements et des gesticulations en divers sens, s'il est auprès d'elle, soit par un simple commandement intérieur, s'il en est éloigné même de plusieurs lieues. »

Le *consentement* n'est pas toujours nécessaire. J'ai magnétisé un grand nombre d'incrédules qui me mettaient au défi, et qui opposaient leur volonté à la mienne, alors que, dans mes cours, je cherchais à prouver l'existence de l'agent magnétogène. — Je n'ai jamais connu un seul magnétiseur capable de faire tomber en extase une personne quelconque, en agissant sur elle, à distance, pour la première fois. Ce fait a été observé relativement à des personnes déjà en rapport sympathique ; mais je ne pense pas qu'il y ait jamais eu un seul exemple d'extase obtenue par la magnétisation à distance d'un individu sur un autre qui lui était inconnu.

« Alors, interrogée de vive voix ou mentalement sur sa maladie et sur celles de personnes absentes qui lui sont absolument inconnues, cette magnétisée, notoirement ignorante, se trouve à l'instant douée d'une *science bien supérieure à celle des médecins* : elle donne des descriptions anatomiques d'une parfaite exactitude ; elle indique le siége, la cause, la nature des maladies internes du corps humain les plus difficiles à saisir et à caractériser ; elle

en détaille les progrès, les variations et les complications, le tout dans les termes propres; souvent elle en prédit la durée précise, et en prescrit les remèdes les plus simples et les plus efficaces. »

Les somnambules n'ont point une *science* que l'on puisse comparer à *celle des médecins*. Chez ceux-ci, la science est acquise par l'étude; chez ceux-là, elle résulte de facultés inhérentes à la nature humaine, mais qui ne se manifestent que dans certains états anomaux où l'on rencontre des variations, des différences sensibles. Les somnambules qui donnent des *descriptions anatomiques* (car tous n'en sont pas capables) ne font cependant qu'une chose toute naturelle, par la combinaison de deux facultés : *la sensation des douleurs*, et *la vision des organes intérieurs*. Il n'est pas exact de dire

que les somnambules emploient *les termes propres,* les mots techniques. Ils ne
se servent, au contraire, que des expres-
sions qu'ils connaissent; les somnambules
n'ont point la science infuse : seulement
ils jouissent d'une immense extension des
facultés de l'état de veille. Quant à la
prédiction de la durée de la maladie, il
n'y a là rien d'étonnant : c'est un pro-
nostic que portent les somnambules
comme le font les médecins. Ils connaissent les symptômes, le siége, la nature,
la marche, le degré, la cause de la maladie, ils pressentent l'effet des remèdes,
et ils établissent d'après cela un calcul
qui, d'ailleurs, se trouve toujours en défaut lorsque les conditions sont changées,
ou que le malade vient à être surpris par
un accident quelconque,

« Si la personne pour laquelle on consulte la magnétisée est présente, le magnétiseur la met en rapport avec celle-ci par le contact. Est-elle absente, une boucle de ses cheveux la remplace et suffit. »

Cela est vrai : *une boucle de ses cheveux la remplace et suffit*, pour un somnambule lucide. MM. les magistrats de Bressuire et de Niort ont cependant décidé que cela ne se pouvait pas; et ils m'ont condamné à la prison et à l'amende, parce qu'il leur répugne d'admettre ce fait acquis à la science.

« Aussitôt que cette boucle de cheveux est seulement approchée contre la main de la magnétisée, celle-ci dit ce que c'est sans y regarder, de qui sont ces cheveux, où est actuellement la personne de qui ils viennent, ce qu'elle fait; et sur sa maladie elle donne tous les renseignements

énoncés ci-dessus, et cela avec autant d'exactitude que si elle faisait l'autopsie du corps. »

On rencontre, en effet, quelques somnambules ayant toutes ces capacités ;
mais c'est le plus petit nombre. Ce serait
une grande erreur de croire que tous
puissent donner de tels renseignements.
Les facultés des somnambules, de même
que celles de l'homme normal, sont relatives, et ordinairement spéciales ; ainsi, les gens qui veulent exiger que le premier venu des sujets magnétisés présente,
à leur volonté, tous les différents ordres
de phénomènes, sont tout aussi peu raisonnables que le serait une personne exi-
geant une tragédie en vers de quelqu'un
étranger à la littérature. Il est pénible
d'entendre les raisonnements qu'établissent, sur le magnétisme et ses effets, une

foule de personnes, d'ailleurs instruites et honorables, qui, sans avoir étudié l'état particulier qui résulte de la magnétogénie, l'assimilent à l'état de veille, et, partant, tombent, de sophisme en sophisme, dans des conclusions conséquentes de leurs prémisses, et également erronées.

« Enfin, la magnétisée ne voit pas par les yeux. On peut les lui bander et elle lira quoi que ce soit, même sans savoir lire, un livre qu'on aura placé ouvert ou fermé, soit sur sa tête, soit sur son ventre. »

Les somnambules les plus clairvoyants déclarent eux-mêmes qu'ils voient, les uns par les yeux, malgré leur occlusion ou les corps opaques qui leur sont opposés; les autres par tel ou tel point du système nerveux,

Il est bon de remarquer ici que certains malades, n'ayant jamais été magnétisés, présentent les mêmes faits de vision et d'affectibilité. Un somnambule peut donc, en effet, lire malgré l'occlusion des yeux. Mais je nie positivement qu'il soit capable de *lire* s'il n'a jamais connu ses lettres. Il est probable qu'un fait de compréhension de la pensée d'autrui, de la part d'un somnambule mal observé, a donné lieu à l'erreur. Je ne dis pas toutefois qu'une personne inspirée de la divinité ne puisse offrir ce MIRACLE; mais alors, il ne faut pas confondre son état avec celui qui résulte proprement de la magnétisation. A Dieu, tout est possible; l'homme ne saurait franchir toutes les barrières.

« C'est aussi de cette région que semblent sortir ses paroles. »

Si monseigneur l'évêque de Fribourg eût examiné plusieurs somnambules, il ne se fût point exprimé ainsi. Le hasard a pu faire que celle qu'il a observée ou qu'on lui a citée ait *ventriloqué* (beaucoup de gens se sont exercés à la ventriloquie et sont parvenus à amuser ainsi les petits enfants); mais ce n'est pas un motif suffisant d'établir que les somnambules parlent du ventre. Tous ceux que j'ai connus, tous ceux que je vois journellement parlent sans façon, comme des personnes ordinaires. J'en ai bien vu dont le timbre de voix, la netteté de l'articulation, la vigueur d'expression, l'accentuation même, présentaient des différences remarquables de l'état normal, mais voilà tout.

« Tirée de cet état, soit par un commandement même intérieur du magnétiseur, soit comme spontanément à l'instant annoncé par elle, elle paraît complètement ignorer tout ce qui lui est arrivé pendant l'accès, quelque long qu'il ait été : ce qu'on lui a demandé, ce qu'elle a répondu, ce qu'elle a souffert, rien de tout cela n'a laissé aucune idée dans son intelligence, ni dans sa mémoire la moindre trace. »

Cela se rencontre également chez la plupart des songeurs non magnétisés. Néanmoins, quelques sujets se rappellent parfaitement une ou plusieurs de leurs impressions, quelquefois même ils n'oublient absolument rien. Tel un homme rêvant ou songeant de choses diverses, qui, au retour à l'état de veille, conserve un souvenir plus ou moins complet de tout ce qui l'a affecté durant l'accès.

« C'est pourquoi l'exposant, voyant de si fortes raisons de douter que de tels effets, produits par une cause occasionelle manifestement si peu proportionnée, soient purement naturels. »

Si monseigneur l'évêque de Fribourg eût été instruit du magnétisme par une personne capable de lui fournir les comparaisons que j'établis entre les individus magnétisés et les malades qui, sans autre cause occasionelle que l'état nerveux dans lequel ils se trouvent accidentellement, présentent exactement les mêmes faits, il est probable que sa conscience ne se fût point émue à l'aspect de tels phénomènes ; il eût compris que la *cause occasionelle* qu'il croit être *manifestement si peu proportionnée,* est *évidemment* très-proportionnée, et qu'il n'est pas plus étrange de voir tomber en songe quelqu'un qui a été magnétisé, que de voir arriver à cet état une personne qui aura pris de l'opium, flairé de la belladone, etc. Il eût compris surtout que rien au monde n'est plus *naturel* que ces phénomènes, quelque rares qu'ils soient pour le vulgaire, attendu qu'ils sont la conséquence forcée de l'état même où a été mis celui qui les présente, soit par la magnétisation, soit par les frictions, soit enfin par toute autre cause. Certes, l'homme qui ignorerait l'action des narcotiques sur l'organisme, serait tout aussi étonné des effets qui en résultent, que Monseigneur a pu l'être de ceux que produit le magnétisme ; mais, pour cela, il ne saurait être admis à prétendre que ces effets sont *surnaturels*.

« Supplie très-instamment Votre Eminence de vouloir bien, dans sa sagesse, décider, pour la plus grande gloire de Dieu, et pour le plus

grand avantage des âmes si chèrement rachetées par notre Seigneur Jésus-Christ, si, supposé la vérité des faits énoncés, un confesseur
ou un curé peut, sans danger, permettre à ses
pénitents ou à ses paroissiens :

« 1° D'exercer le magnétisme animal ainsi
caractérisé, comme s'il était un art auxiliaire
et supplémentaire de la médecine. »

Remarquez, je vous prie, mon cher
abbé, la prudence de Monseigneur. Il
n'affirme pas que tout le récit qu'il vient
de faire soit exact ; et il pose sagement
une louable restriction : *Si, supposé la
vérité des faits énoncés*, dit-il ; ce qui
prouve bien que Monseigneur n'est pas
convaincu de la réalité de ces faits. Monseigneur ajoute, en parlant de l'exercice
du magnétisme : *ainsi caractérisé*. C'est là
un correctif, un conditionnel, si l'on veut,
auquel, en général, onn'a point fait assez

attention, et que cependant **Monseigneur** n'a pas jeté inutilement; car cet *ainsi caractérisé* vient incidentellement dans la demande, come le corollaire de *si*, supposé *la vérité des faits énoncés.*

« 2° De consentir à être plongés dans cet état de somnambulisme magnétique;

« 3° De consulter, soit pour eux-mêmes, soit pour d'autres, les personnes ainsi magnétisées;

« 4° De faire l'une de ces trois choses, avec la précaution préalable de renoncer formellement dans leur cœur à tout pacte diabolique, explicite ou implicite, et même à toute intervention satanique, vu que, nonobstant cela, quelques personnes ont obtenu du magnétisme ou les mêmes effets ou du moins quelques-uns. »

Les doutes de Monseigneur ne doivent point, certes, blesser les magnétistes.

Dans toutes les sciences nouvelles, lorsqu'un missionnaire du Christ n'est pas encore à même d'apprécier à leur juste valeur des faits qui lui semblent appartenir à un ordre hyperphysique, il est prudent à lui d'en référer aux conseils supérieurs ; car il doit craindre que le surnaturel ne vienne jeter ses ouailles dans les ténèbres extérieures; cependant, quand, après avoir examiné soi-même un phénomène dont on peut voir la reproduction tous les jours, à toutes les heures, sur différents individus, de diverses religions, de croyances opposées, d'opinions contraires, on arrive à comprendre qu'il ne sort pas de l'ordre naturel, il résulte de là une sécurité parfaite à l'endroit de ce phénomène, de ses conséquences et des explications qu'on en donne. Si je devais traiter cette grave question avec tout le soin qu'elle nécessiterait, ou, du moins, avec toutes les considérations dont il me semble que je pourrais l'entourer, j'ose croire que les doutes de Monseigneur s'effaceraient bien vite de son esprit, et qu'il unirait ses vœux aux miens pour le triomphe d'une cause intéressant si puissamment l'humanité tout entière; mais le cadre restreint d'une lettre déjà longue ne me permet pas d'écrire un volume à l'occasion d'une seule phrase. Toutefois, je ferai respectueusement observer à Monseigneur que nous ne connaissons point encore les bornes de la nature, et qu'il faudrait savoir la circonscription de son domaine pour juger si un fait, apparemment en dehors des lois acceptées, appartient à son champ ou à l'ordre surnaturel. Et d'abord, il importerait de s'entendre sur la valeur du mot *surnaturel*, qui, jusqu'à ce jour, n'a pas été convenablement établie.

Il est écrit : « *Tout royaume divisé contre lui-même sera ruiné, et toute ville ou maison qui est divisée contre elle-même ne pourra subsister.* » Ces divines paroles ne doivent-elles pas rassurer les personnes bien intentionnées qui pratiquent le magnétisme dans le but de servir Dieu et l'humanité?... Si un chrétien, soigneux du salut de son âme, déclare fermement renoncer d'avance à tout pacte diabolique explicite ou implicite; s'il répudie d'une façon formelle toute intervention satanique dans ses opérations, et que néanmoins il obtienne des résultats utiles, n'est-il pas clair que le diable n'est pour rien dans l'affaire, et qu'il faut plutôt en reporter la gloire à l'Être-Suprême, qui nous permet d'accomplir de telles œuvres ?

Il est encore écrit : « *Ou dites que l'arbre est bon, et que le fruit est bon aussi : ou dites que l'arbre étant mauvais, le fruit aussi en est mauvais; car c'est par le fruit qu'on connaît l'arbre.* » Or, si les effets résultant ordinairement des applications magnétiques sont bons, c'est-à-dire s'ils tendent au bonheur de nos frères, tant sous le rapport matériel que sous le rapport moral, n'est-il pas, par cela, démontré que le principe de ces effets ne saurait être mauvais, puisque ces effets mêmes sont bons ?

Au surplus, la décision dé la sacrée pénitencerie, quelque respectable qu'elle soit, n'est point souveraine, irrévocable ; car, comme l'a dit si religieusement un théologien d'un esprit éclairé :

« Aux yeux du catholique le plus rigide en sa foi, l'autorité infaillible de l'Église n'apparaît dans les décisions du Saint-Siége que lorsque le Pontife suprême, du haut de la chaire de saint Pierre, s'adressant à l'univers catholique, *urbi et orbi*, prend l'initiative d'une proposition que l'Église universelle accueille avec respect, mais qui, aux yeux du gallican, n'acquiert toute sa puissance que lorsqu'elle est sanctionnée par les diverses églises de la catholicité.

« En dehors de ces formes solennelles, les décisions rendues par les divers conseils qui assistent la papauté, quelque respectables qu'elles soient d'ailleurs, peuvent être sujettes à l'erreur, et sont par là même révocables.

« L'histoire nous fournit plus d'un exemple de ces mémorables erreurs, et pour n'en citer qu'un des plus éclatants, la congrégation du Saint-Office déclara à plusieurs reprises *hérétique* et contraire aux saintes Écritures l'opinion des astronomes sur le mouvement de la terre !...

« Quant aux décisions de la sacrée pénitencerie, dont le caractère nous intéresse ici spécialement, il est de règle, dans l'Église catholique, que ces décisions n'obligent que la personne qui les a sollicitées; qu'elles ne l'obligent même que dans le for intérieur de sa conscience; que pour tout autre membre de l'Eglise elles sont comme non avenues, etc.»

Vous voyez donc à présent, mon cher abbé, que le magnétisme, *tel qu'il est,* n'est point déclaré *illicite ;* et que, conséquemment, il n'est point prohibé. Voulez-vous maintenant la preuve qu'il est permis, autorisé par le même tribunal? La voici :

« Demande :

« L'exposant supplie votre éminence, autant pour l'instruction et la direction de sa conscience que pour la direction des âmes, de daigner lui apprendre s'il est licite que des pénitents puissent être participants aux opérations du magnétisme, etc. »

« Réponse :

« Que l'exposant consulte les auteurs approuvés, en ne perdant pas de vue que tout sortilége, invocation explicite ou implicite du démon étant repoussés, le pur acte d'employer des remèdes physiques, d'ailleurs permis, n'est pas moralement défendu, pourvu qu'il ne tende point à une fin illicite ou mauvaise en quelque manière que ce soit. Quant à l'application des principes et moyens purement physiques aux choses et aux effets vraiment surnaturels, pour les expliquer physiquement, ce n'est qu'une déception tout-à-fait illicite et hérétique. »

D'après cela, tant qu'on repousse le sortilége et l'œuvre du démon, tant qu'il n'y a rien d'illicite ou de mauvais dans la fin qu'on se propose, tant qu'on n'applique pas les principes et moyens purement physiques aux choses et aux effets vraiment surnaturels, pour les expliquer physiquement, les opérations auxquelles on se livre ne sont pas moralement défendues. Or, vous le savez, mon cher abbé, nous ne magnétisons que dans le but d'opérer le plus de bien possible en faveur de nos frères en Jésus-Christ, et de tous les hommes en dehors de la chrétienté, que la charité nous fait un devoir de secourir ; nous répudions tout sortilége ; il n'y a rien de satanique dans les moyens que nous employons ; nous ne cherchons point à appliquer des principes et moyens *purement* physiques aux choses et aux effets *vraiment* surnaturels, pour les expliquer *physiquement*; donc, l'usage du magnétisme est permis, accepté, autorisé.

Je crois, mon cher abbé, que je ne m'écarte pas de la logique, et que je n'emploie le sophisme en aucune façon pour arriver à une conclusion favorable à mes vues. Relisez ma lettre, méditez-la, et j'espère qu'après cela, si vous ne reprenez vous-même l'exercice d'une science par laquelle vous avez rendu tant de services, vous ne ferez rien, du moins, pour priver de son secours les pauvres malades abandonnés de la médecine classique.

Daignez agréer, etc.

LETTRE III.

A M. le Docteur Trousseau.

Monsieur,

L'intérêt que je prends incessamment à la propagation et au crédit du magnétisme me fait un devoir de vous exposer quelques considérations sur la manière dont ont été faites les expériences de somnambulisme qui ont eu lieu chez vous mardi dernier, et sur la valeur de ces expériences.

D'abord je dois dire que les conditions dans lesquelles se sont trouvés les

magnétiseurs et les sujets étaient extrêmement défavorables ; et vous, monsieur,
dont la bienveillance égale le savoir, l'a-
vez probablement remarqué tout comme
moi. En effet, une atmosphère chargée
d'électricité, un salon rempli d'air chaud,
la présence si contraire aux somnambules de quelques incrédules systémati-
ques, voilà ce qui existait.

Mlle Virginie, magnétisée à l'ouverture de la séance, a été, il est vrai, fort
bien dirigée par vous, monsieur, qui l'a-
vez conduite mentalement dans une maison du faubourg Saint-Germain. Cette
somnambule, qui, dès le début, a très-
exactement saisi votre pensée, a déclaré
qu'il fallait suivre *telle* direction pour
arriver au lieu de l'exploration, — que
la maison ne bordait pas la rue, — qu'il
fallait, pour y arriver, traverser un en-

droit où il y avait des arbres, — qu'elle voyait une statue, — que la maison n'était pas une maison bourgeoise, — qu'elle voyait des femmes portant un costume d'un caractère particulier.

Ces six expériences dont vous avez reconnu l'exactitude seraient-elles le résultat du hasard?.. Non. 1° Toutes les maisons de Paris ne sont pas dans la même direction en partant de chez vous, et, en ne s'attachant qu'aux quatre points cardinaux, il y avait trois chances contre une, trois à parier contre un que la somnambule se tromperait si elle cherchait à deviner plutôt qu'à entrer en communication de pensée avec vous; 2° sur mille et une des maisons de Paris, il y en a une tout au plus qui *ne borde pas la rue,* soit mille chances contre une; 3° sur cent une des maisons qui peuvent être reculées de la rue, il y en a une, peut-être, dont la cour ou le jardin, en avant, soit pourvu d'arbres ; 4° sur mille une maisons, il n'est pas probable qu'il y en ait plus d'une où l'on puisse remarquer une statue ; 5° sur cinq cent une maisons, cinq cents environ sont dites maisons bourgeoises ; 6° enfin, je ne sais dans quelle proportion se trouvent à Paris les femmes portant un costume d'un caractère particulier. Maintenant, si nous voulions prendre la peine de récapituler et d'établir le calcul des chances contraires d'une part, celui des chances favorables d'autre part, nous verrions qu'il est absolument impossible que le hasard puisse être invoqué raisonnablement comme devant infirmer des faits si évidemment démontrés.

Ensuite, la somnambule s'est trompée

sur la question que vous lui avez adressée : « Qui m'a ouvert la porte? » Mais
elle a déclaré elle-même que ses idées
s'embrouillaient, que la chaleur la fati-
guait, que, d'ailleurs, elle souffrait beaucoup d'un rhume manifeste. Au surplus,
les faits négatifs ne sauraient anéantir les
faits positifs.

La deuxième personne qui a été sou-
mise à la magnétisation est une dame que
je n'ai pas l'honneur de connaître, faisant partie de votre assemblée. Je n'ai
nullement touché cette dame, je me suis
contenté de fixer mes yeux sur elle, et de
passer à deux ou trois pouces de distance
mes mains devant sa figure et sa poitrine. Vous aviez bien voulu, sur mon
invitation, constater l'état du pouls chez
cette dame, et vous avez vu qu'au bout
de peu d'instants, l'artère a battu vingt

fois de plus par minute; cependant la poitrine, dont l'ampliation se faisait avec effort, était singulièrement oppressée, et les membres comme la tête éprouvaient des mouvemens nerveux très-remarquables. J'ai lieu de croire que si cette dame n'eût pas éprouvé les distractions desquelles on ne saurait se défendre au milieu d'une société nombreuse, elle se serait endormie du sommeil magnétique.

Plus tard arrivèrent MM. Marcillet et Alexis Didier, son somnambule ordinaire. Celui-ci, magnétisé par celui-là, se laissa tamponner et bander les yeux par les plus sceptiques de vos amis, et, dans cet état, commença une partie d'écarté avec les cartes fournies par vous-même. A peine avait-il vaincu la première difficulté (prouvé qu'il voyait malgré l'occlusion si parfaite de ses yeux corporels), qu'on lui multiplia les obstacles. Il vit néanmoins très-fréquemment les cartes tenues par son adversaire, celles qui étaient encore au talon, et vous savez que l'épais cahier de papier que vous interposâtes plusieurs fois entre lui et son joueur adverse ne l'empêcha pourtant pas de nommer précisément les cartes qui lui étaient adressées; là, il n'y avait rien à dire, absolument rien. Les incrédules devaient passer condamnation, se soumettre à l'évidence du fait, mais il n'en a point été ainsi. Vingt cartes au moins ont été nommées par Alexis, ayant les yeux occlus, vues à travers des corps imperméables à la lumière, et placées de telle façon qu'un Argus des plus éveillés et des plus libres n'eût certes pu en reconnaître une seule. Eh bien! cela n'a pas suffi. Cependant, les précautions de défiance les plus minutieuses avaient été prises : magnétiseurs, somnambules et magnétistes, y compris M. le docteur Hamard, votre ami, tous étaient placés derrière Alexis de manière à ne pouvoir en aucune façon lui servir de compères, quand même, en cas de fraude, ils eussent consenti à s'abaisser à ce point. Il ne restait aux incrédules, pour refuser leur adhésion à la vérité, qu'une seule porte, porte habituellement fermée dans la bonne société ; ils s'en sont emparés avec empressement, sans songer qu'il y avait tout au moins de l'inconvenance à votre égard, et ils ont déversé sur ceux de vos amis qui s'étaient placés du côté opposé à Alexis et à nous, le soupçon injurieux dont ils ne pouvaient atteindre aucun des magnétiseurs ni des leurs. M. David, *surtout*, si j'ai bien retenu son

nom, était si irrité de la réussite d'expériences qu'il taxait tout haut de *bêtises*,
même après les avoir vues, qu'il ne s'a-
percevait nullement de son peu de poli-
tesse envers vous-même qu'il aurait, je
crois, appelé *compère* s'il l'eût osé. Mais
laissons à M. David la liberté d'accepter
ou de rejeter les faits ; l'opinion d'ob-
servateurs tels que lui, quelle qu'elle
soit, ne saurait avoir aucune influence
sur les esprits froids et consciencieux.

Je ne sais, monsieur, comment s'est
terminée votre soirée, puisque je n'ai pu
y rester jusqu'à la fin. M. Gandillot, qui
a assisté hier à mon cours, m'a dit qu'A-
lexis avait lu le mot *Angleterre*, écrit
dans l'isolement, par un des sceptiques,
et enfermé sous cachet dans une épaisse
enveloppe que la position d'Alexis relativement à la lumière ne lui eût pas per-

mis de pénétrer le moins du monde, alors même que ses yeux eussent pu s'ouvrir tout grands, tandis que leur occlusion continuait d'être parfaite.

Veuillez vous rappeler, monsieur, le jour où vous vîntes chez moi avec votre ami M. Jules Janin, et où, malheureusement, vos occupations ne vous permirent pas de rester à la séance. Ce jour-là, le spirituel critique, qui avait été convaincu de la lucidité habituelle de Mlle Virginie peu de temps auparavant, dans une visite dont il m'honora; ce jour-là, dis-je, M. Janin fut tellement émerveillé de tout ce qu'il obtint de ma somnambule, qu'il me dit en me quittant : « C'est incroyable ! c'est à faire perdre « la tête ! Cette femme est si admirable, « que je voudrais pouvoir l'étudier tous « les jours ! » Ces exclamations de joie et d'étonnement étaient bien motivées ; car voici ce qui s'était passé :

DIALOGUE.

M. J. — Pouvez-vous me décrire la maison à laquelle je pense actuellement?

Mlle V. — Oui, attendez un peu..... J'y suis.,,... ce n'est pas à Paris..... ce n'est pas dans une ville.... c'est à la campagne...., Il y a deux entrées à cette maison....Voilà, de ce côté (elle l'indique de la main), une grille à travers laquelle on voit un jardin anglais, sur les côtés duquel sont des arbres (suit la description exacte de la maison).

— Qui est venu vous recevoir ?

— Une femme (elle fait le portrait physique et le portrait moral de cette femme....) Les maîtres de la maison en sont absents.

-- Il n'y a donc que cette femme dans la maison ?

— Il y a d'autres personnes ; mais ce ne sont pas les maîtres.

— Quelles sont ces personnes ?

— Deux dames : la mère et la fille..... je les vois bien (elle fait les deux portraits) ; elles ont bien du chagrin.... (elle fait l'histoire de ces dames, et donne tous les détails d'un évènement qui les a récemment frappées).... mais vous les connaissez bien, vous, monsieur, ces dames.

— Laissons cela. Revenons à Paris... Y êtes-vous ?...

— Oui.

— Où ai-je été, hier, après mon dîner ?

— Attendez, je vais vous suivre..... C'est près de chez vous, je vois bien.....

c'est...... une grande maison.... il y a....
Tiens, c'est le théâtre de l'Odéon... Je
vois bien... vous n'entrez pas par la porte
de tout le monde ; pourquoi donc ?...
Ah ! je comprends... Vous n'avez donc
pas besoin de carte, vous, pour entrer ?...
Vous faites signe seulement à l'homme
qui est là, et vous vous contentez de
dire : « C'est moi. »... Mais, attendez
donc, pourquoi n'allez-vous pas où vous
avez coutume de vous placer ?.... Ah !
c'est différent.

— Savez-vous quel spectacle on
donnait hier, à l'Odéon ?

— Non, depuis long-temps je ne fréquente plus les théâtres. Cependant, si
vous le voulez, je vais vous faire le tableau des principales scènes ; songez-y.

— Eh bien, que voyez-vous au lever
du rideau ?

— Le théâtre représente.... (Ici la somnambule indique le décor, la disposition de la scène, les différents acteurs qui se présentent successivement ou simultanément, elle décrit la physionomie, le costume, la démarche de chacun d'eux, et prononce quelques mots de leurs rôles respectifs dont elle dit justement le sens.) Tout-à-coup, elle s'écrie : « Ah ! mon Dieu, qu'est-ce qui arrive là ?... Comme c'est gros... C'est une femme.... elle m'a fait peur... Tenez, voyez-vous, voici comment elle fait... » (La somnambule imite les gestes de la célèbre tragédienne Mlle Georges.)

— C'est très bien, mais par quelle pièce a fini le spectacle ?

— Par une comédie mêlée de chant, que l'on représentait pour la première fois.

Ce dialogue terminé, M. Janin a déclaré que la somnambule avait été d'une exactitude parfaite.

Après M. Janin, M. le docteur D...., qui arrivait depuis peu de temps de la Cochinchine, pria Mlle Virginie de lui faire la description d'une maison d'outre-mer qu'il se rappelait très-bien. La somnambule, quoique fatiguée déjà, a donné de la maison un tableau exact, allant jusqu'à signaler une montre solaire qui s'y trouve.

Voilà bien des preuves de la réalité des deux phénomènes les plus déniés par les incrédules : *La compréhension de la pensée tacite d'autrui*, et *la vision sans le secours du sens anatomique;* cependant, monsieur, si votre conviction n'est pas encore pleine et entière, s'il vous reste l'ombre d'un doute sur quelque

point que ce soit du magnétisme (non
pas tel que certains enthousiastes le font,
mais tel qu'il est aux yeux des personnes
raisonnables qui s'en sont le plus occu-
pées), je viens vous offrir de renouveler
encore les expériences et de les répéter
autant de fois que vous le jugerez nécessaire ; car je souhaiterais ardemment
qu'un homme de votre caractère pût apprécier les immenses avantages que l'art
de guérir peut tirer du magnétisme en
particulier.

Voici pourquoi : D'abord, sans parler
de la réputation justement acquise dont
vous jouissez dans le monde, votre position de professeur de thérapeutique à
la Faculté de Médecine de Paris vous
permettrait de présenter aux jeunes gens
qui se destinent à la pratique de l'art
médical, la question jusqu'à présent si

controversée du magnétisme. Les applications que vous pourriez conseiller de cet agent, et les observations de somnambulisme auxquelles vous vous livreriez sans doute avec toute la prudence dont vous êtes capable, vous prouveraient bientôt que la thérapeutique de l'école restera insuffisante tant qu'elle n'en aura pas été enrichie, attendu que la matière médicale, pourtant si étendue déjà, est incomplète et n'indique nullement certaines substances curatives dont l'usage est mis assez souvent à profit par nos somnambules qui vont jusqu'à prescrire le mode de préparation et le mode d'emploi convenables.

Les modifications si remarquables que détermine dans l'organisme l'application du magnétisme vous amèneraient indubitablement à reconnaître que dans une foule de maladies (et en général ce sont celles qui résistent le plus aux agents pharmaceutiques connus), les succès les plus admirables viennent couronner promptement les efforts du magnétiseur. Cependant vous serez à même de juger combien l'emploi du magnétisme, laissé à des mains inhabiles ou imprudentes, peut être dangereux pour les malades et même pour les magnétiseurs qui agissent sans discernement. Enfin, vous appellerez probablement l'attention du gouvernement sur la pratique du magnétisme, abandonnée jusqu'ici à tout le monde, et pour laquelle il serait temps d'établir des lois réglementaires comme on en a établi pour la pratique de la médecine. La nécessité des règlements dont je parle vous paraîtra d'autant plus urgente que vous ignorerez moins les fautes qui ont été commises et se commettent journellement en magnétisme. Un opus-cule ayant pour titre : *Physiologie et Hygiène du Magnétiseur*, que je fais imprimer actuellement, et dont vous voudrez bien me permettre de vous offrir un exemplaire, vous prouvera déjà combien il importe à la sécurité publique d'astreindre les magnétiseurs de profession à des examens, à un diplôme, comme cela a été fait pour les médecins-praticiens.

J'aurais encore bien des choses à vous dire, mais ma lettre est déjà longue et je dois penser que vos occupations vous laissent peu de temps à donner à la lecture.

Daignez agréer, etc.

LETTRE IV.

A M. le Docteur D.....

Monsieur,

Permettez-moi de venir vous rappeler une conversation que nous avons eue ensemble, il y a déjà quelques mois, au sujet du magnétisme. Vous aviez eu de Mlle Virginie la preuve indubitable du phénomène de *compréhension de la pensée*, et tout en reconnaissant l'immense portée philosophique de ce fait, vous ne le trouviez pas de nature à convaincre les médecins, les savants, de l'utilité du somnambulisme dans la pratique de l'art médical, parce que, disiez-vous avec raison, de ce que telle faculté nous est démontrée, il ne faut pas inférer que tout ce que certains esprits considèrent comme vrai, le soit effectivement. Je convins, vous vous le rappelez, que par cela seul qu'un individu peut entrer en communication d'intelligence avec une personne qui lui est sympathique, ce n'est pas un motif suffisant de conclure que cet individu a le pouvoir de sentir les douleurs d'autrui, d'apprécier les symptômes d'une affection interne, ou cachée à ses yeux de chair, de voir enfin, à travers l'épaisseur des tissus, des os, des muscles, une lésion organique dont on ne peut d'ailleurs, dans certains cas, avoir la preuve acquise que par l'autopsie, laquelle même ne suffit pas toujours à la démonstration de la cause pathogénique de la mort. Je vous fis observer cependant que, si les expériences dont vous aviez été témoin et auxquelles vous aviez pris part ne vous suffisaient pas pour admettre la vision à travers les corps opaques, la vision à distance, etc., je me faisais fort de vous en convaincre.

Vous me dîtes alors : Si vous me montrez cela, j'engagerai quelques-uns des hommes haut placés dans les sciences à s'occuper de vos expériences, et je crois être certain qu'ils ne s'y refuseront pas. M. Arago lui-même voudra constater le fait, et je suis persuadé qu'il le publiera partout, même au sein de l'Institut.

Il est inutile que je vous redise l'objection que je vous fis au sujet de M. Arago;

je souhaite m'être trompé, et je le désire bien sincèrement ; car, malgré toutes les plaisanteries d'assez mauvais goût auxquelles le savant astronome a été en butte à l'occasion de la dernière comète, M. Arago n'est pas moins un homme éminemment distingué, et assurément digne de la célébrité qu'il a acquise.

Peu de temps après cette conversation, vous voulûtes bien répondre à l'invitation que je vous adressai de vous rendre chez moi pour observer le fait de vision, et vous savez, Monsieur, que plusieurs expériences successives ne vous permirent plus de douter de l'exactitude de mes assertions ; car, parmi les preuves de clairvoyance que vous eûtes à constater, une surtout était péremptoire : le titre d'un livre relié choisi par vous, présenté par vous, fut lu à travers la couverture.

Aujourd'hui, Monsieur, que je puis disposer d'un peu de temps et de quelques somnambules remarquables, je viens vous prier d'avoir la bonté de prêter à ce pauvre magnétisme, condamné en moi, vous le savez, par deux tribunaux successivement, comme étant un *pouvoir imaginaire, chimérique, repoussé par les plus simples notions du bon sens, et qu'on ne saurait admettre sans faire abnégation de sa raison ;* de prêter à ce pauvre magnétisme, dis-je, l'appui de votre crédit, en obtenant de vos amis, des savants, de M. Arago même, que l'on veuille bien voir le fait dont vous doutiez naguère, le constater et le proclamer ; voilà tout.

Je vous ai parlé de ma théorie, dont

je n'ai laissé entrevoir qu'une ombre lé-
gère dans mon *Traité du Magnétisme ;*
mais nous la laisserons dormir : nous ne
nous occuperons que de faits, et s'il faut
même, pour les voir établis conformé-
ment à la vérité, brûler mes manuscrits,
j'en ferai gaîment un auto-da-fé, sans re-
gretter un seul instant toute la peine que
j'y ai prise ; car je comprends que la cause
du magnétisme ne doit pas être l'objet
d'un calcul d'amour-propre personnel,
mais, au contraire, celle de tous les
hommes de science, de tous les philan-
thropes, de la philosophie, enfin.

Ainsi, j'abandonnerais volontiers à
d'autres plus pénétrants que moi le soin
d'établir une théorie rationnelle du magnétisme.

S'il vous est possible d'arranger une
séance pour l'un des jours de la semaine

prochaine, je vous en saurai gré. Cette séance pourra être tenue, soit chez moi, soit chez vous, comme on le voudra ; je me mets entièrement à votre disposition pour le lieu, le jour et l'heure.

Daignez agréer, etc.

LETTRE V.

A M. Champoiseau,

Vice-Président de la Société archéologique de Touraine, à Tours.

Monsieur,

Je vous avais promis de montrer à M. le docteur D..., votre ami, des faits de somnambulisme de nature à le convaincre de la justesse de mes prétentions. J'ai tenu parole.

Le 26 mai dernier, j'ai eu l'honneur d'adresser à M. D... une lettre à laquelle

il m'a répondu avec cette gracieuse ama-
bilité dont il accompagne si aisément,
comme vous l'avez sans doute remarqué,
ses savantes conversations.

« MON CHER MONSIEUR,

« Ayant désiré réunir à la séance de magnétisme, dont vous avez voulu me promettre
de m'honorer l'un des jours de cette semaine,
quelques personnes d'une haute notabilité
scientifique, et prédisposées à juger des phénomènes intéressants que cette séance peut
nous promettre, avec bonne foi et en dehors
de toutes les défiances et de toutes les subti-
lités d'argument avec quoi tant de gens ont
cherché jusqu'ici à combattre les faits les plus
évidents, j'ai dû naturellement prendre les
convenances de ces diverses personnes pour
leur réunion, et le jour qui leur conviendrait
le mieux serait samedi prochain, de six à sept
heures du soir. Si ce jour vous convenait à

vous-même, et si dans ce court délai il vous était possible de vous assurer des sujets qui semblent appelés, par leur étonnante lucidité, à forcer l'incrédulité jusque dans ses derniers retranchements...... etc.   D...

« Ce soir jeudi 8 juin. »

Samedi dernier donc, je me suis rendu au vœu exprimé par M. D..., à qui j'ai présenté deux somnambules : le jeune Adolphe, que vous ne connaissez point; et Mlle Virginie, que vous avez examinée bien des fois. La société d'élite annoncée se trouvait réunie, et on lisait sur tous ces fronts, où le mot SCIENCE est comme imprimé, une bienveillance dont jusqu'ici messieurs les académiciens de toutes sortes m'avaient paru fort peu animés, ou du moins à laquelle, dans les rapports que j'ai eus avec eux, ils ne m'avaient point accoutumé. Je ne connais pas toutes

les personnes en présence desquelles j'a-
vais l'honneur de me trouver, mais j'ai
remarqué MM. Mathieu, beau-frère de
M. Arago, les deux frères Laugier, Aimé
Martin, Babinet, Tavernier et Robin,
tous gens capables, vous n'en doutez pas,
d'apprécier les faits évidents, et d'apercevoir les *ficelles*, si l'on cherchait à les
tromper.

Je magnétisai d'abord le jeune Adolphe, à qui l'on banda les yeux sans trop
de sévérité, et à qui l'on proposa de voir
des cartes étrangères à lui et à moi. Au
bout de quelques instants de concentra-
tion, le somnambule nomma plusieurs de
ces cartes ; puis, sa clairvoyance se dé-
veloppant peu à peu, il nomma précisément, sans les retourner, sans les toucher, sans se tromper, huit à dix cartes
posées devant lui, sur une table,

la face contre le tapis, par l'un des obser-
vateurs. Là, le bandeau devenait inutile
ou plutôt superflu, puisque l'homme normal, fût-il armé des meilleures lunettes
et des plus fins instruments d'optique,
n'eût pu apercevoir rien de ce que
voyait le somnambule. L'expérience fut
répétée tant de fois que, dans l'impossibilité rationnelle d'en attribuer la réussite
au hasard, tout le monde s'est avoué convaincu de la réalité du fait.

Après Adolphe, j'ai magnétisé Mlle Virginie et l'ai mise en rapport avec M. Laugier, de l'Observatoire. Ce monsieur l'a
dirigée mentalement vers les lieux qu'il
fréquente le plus. L'exploration de
Mlle Virginie a été admirable : elle a décrit l'extérieur et l'intérieur du monu-
ment, elle a vu dans un endroit qu'elle
a indiqué deux personnes qui y travail-

lent habituellement, elle a fait le portrait de chacune de ces personnes, elle a donné, sur la famille de l'une d'elles, des aperçus d'une grande justesse; elle a vu des instruments dont elle a décrit la forme et les matières qui les composent, sans cependant parvenir à en dire le nom, que nous avions tous deviné d'après ses paroles ; enfin elle a indiqué la place, la forme et le volume d'un chronomètre, dont elle a imité le mouvement et qu'elle n'a pourtant point nommé, sans doute parce qu'elle en ignore le mot.

Je ne puis me rappeler tout ce qui s'est passé dans cette belle soirée, d'où nous ne sommes sortis qu'à minuit; mais je vous certifie que nos savants ont été aussi satisfaits qu'étonnés de la lucidité respective de mes deux sujets.

Daignez agréer, etc.

LETTRE VI.

A M. le Marquis de Saint-Victor,

A Niort.

Monsieur le Marquis,

J'ai reçu jeudi dernier la lettre et le numéro du journal que vous m'avez fait l'honneur de m'adresser par un monsieur fort aimable de vos amis, qui m'a pris au saut du lit.

Je vous remercie mille fois, Monsieur, d'avoir bien voulu vous souvenir du pauvre magnétiseur que vous avez vu traîner sur le banc des accusés, et condamner comme criminel par les juges de votre ville, pour avoir appliqué, avec un succès presque miraculeux, à un malade de votre pays, les lumièresdu somnambulisme et le magnétisme direct ; deux choses qui, quoi qu'aient pu prétendre messieurs vos magistrats, ne sont ni *chimériques*, ni *purement imaginaires*, ni *fallacieuses* en aucune façon, et auxquelles on peut croire fermement sans *faire abnégation de sa raison*, attendu qu'elles ne sont nullement *repoussées par le bon sens*, et que, si certaines intelligences ne peuvent les admettre, ce n'est pas la faute de ceux qui y ont foi; car il me semble (et vous vous rappelez sans doute les considérations que j'ai présentées au tribunal dans le plaidoyer que je me suis vu forcé de prononcer pour la défense du magnétisme

et du somnambulisme, dont je me suis
vainement appliqué à démontrer la réalité et l'utilité), il me semble, dis-je, que
je n'ai rien négligé pour convaincre mes
juges de la sainteté de ma cause. Je leur
ai donné la définition du magnétisme, je
leur ai dit son principe, son moyen
d'action, ses effets, ses résultats ; je leur
ai développé ma théorie du sommeil, du
somnambulisme, etc. ; je leur ai rappelé
que les faits qu'on attaquait en moi
comme fallacieux, ridicules, impossibles,
étaient d'une réalité et d'une exactitude
prouvées par tous les témoignages qui
avaient été invoqués contre moi, par
toutes les personnes intéressées dans la
question : la famille du malade, ses deux
médecins et le malade lui-même. J'ai fait
plus, je leur ai offert de les reproduire
sous leurs yeux ; je leur ai rappelé les

erreurs qui ont été commises à l'égard des découvertes les plus importantes, au préjudice de presque tous les novateurs, par des juges prévenus ou passionnés; je leur ai cité les paroles si remarquables de Galilée, lorsque, condamné par l'Inquisition, ce grand homme s'écria : « *È pur se muove!* » (et pourtant elle tourne!). Mais tout a été inutile; ils ont prononcé ma condamnation.

Plaignons-les, monsieur, ces hommes chargés du maintien et de l'exécution de la loi; plaignons-les de s'être fourvoyés de la sorte, et pardonnons-leur. Que peut me faire, au surplus, aujourd'hui, de passer six mois en prison?... Ne suis-je pas ruiné de fond en comble? Mon établissement, où les recettes de l'an passé se sont élevées à plus de trente mille francs, n'est-il pas détruit sans ressource?

La publication de mon journal n'a-t-elle pas été arrêtée au temps où j'allais y retrouver les sommes que j'y avais dépensées, et la récompense des soins que j'y ai donnés pendant plusieurs années? Ne suis-je pas réduit, depuis six mois bientôt que j'ai fait mon pourvoi, à vivre des secours généreux de mes bons amis? N'ai-je pas vu les cellules de Sainte-Pélagie et les cachots du Palais de Justice de Paris? N'ai-je pas été jeté parmi les voleurs et les assassins, et n'ai-je pas, comme eux, mangé le pain de la prison? N'ai-je pas vu ma malheureuse somnambule, condamnée comme moi pour avoir travaillé comme moi au bien de l'humanité, ne l'ai-je pas vue, dis-je, en proie à toutes les horreurs de la démence, lorsque, à force d'argent, j'allai la tirer de Saint-Lazare au moment où l'on se disposait à l'envoyer dans une prison de fous? N'ai-je pas vu mon enfant arraché à mon amour, et n'ai-je pas gémi pendant quinze fois vingt-quatre heures sur son sort que j'ignorais? N'ai-je pas été traqué comme une bête fauve, montré au doigt comme un fripon, et signalé dans tous les journaux comme un escroc?... Que voulez-vous donc que j'éprouve de pire désormais?... A tout évènement je suis résigné d'avance.

La Cour de cassation prononcera prochainement, je l'espère, sur mon pourvoi ; dès que je connaîtrai sa décision, je vous en informerai.

Je suis aise que le mémoire présenté pour moi à la Cour suprême par le recommandable et zélé M. Mandaroux-Vertamy, comme vous l'appelez avec raison, ait produit sur votre esprit l'heureux effet que j'en attendais. C'est un travail d'autant plus remarquable, que l'excellent avocat s'est astreint à une étude fatigante, pénible, afin de s'initier à la science magnétologique, dont il n'a voulu parler qu'après avoir été à même d'apprécier, *de visu et de auditu*, des faits convaincants, irréfragables, que je me suis fait un devoir de lui montrer.

Dès que je connaîtrai définitivement mon sort, je publierai, si Dieu me prête vie et assistance, l'histoire complète de mon *très-mémorable* procès. Je le ferai sans humeur, sans récrimination, sans haine, mais aussi, quelle que soit ma position, je le ferai sans crainte et sans faiblesse : ce n'est pas de moi qu'il s'agit dans ce cas ; un homme n'est rien, ou du moins c'est peu de chose ; mais il ne m'est point permis d'abandonner la cause de la vérité que je suis appelé à défendre.

Passons à un autre objet. Vous me dites que mon cher et fervent disciple, M. Borreau, répand ses bienfaits sur une pauvre fille dont la maladie singulière a déterminé le somnambulisme. C'est fort bien à M: Borreau ; je reconnais là son excellent cœur et son amour de la sagesse ; je le félicite de cette bonne action, il en sera récompensé. Que dis-je, récompensé?... M. Borreau est trop grand pour y avoir songé ; d'ailleurs, il est riche des biens de ce monde, et il n'a plus besoin d'en acquérir d'autres que ceux auxquels il aspire pour la vie future.

J'ai lu, dans le journal que vous avez bien voulu m'adresser, *la Revue de l'Ouest* du 20 mai dernier, un fait bien remarquable, observé par un médecin, un curé et d'autres personnes instruites,

sur la malade que protège actuellement
M. Borreau, alors que celle-ci était encore à Mauzé, son pays. La somnambule
a découvert des objets détournés et cachés ; voilà le fait. — Comment ?... C'est
ce que bien des esprits ne peuvent comprendre ; mais c'est un *fait*, un *fait
avéré*, que tous les sophismes du monde
ne sauraient annihiler. Eh bien ! qu'en
disent messieurs les magistrats de Niort ?
Cela est pourtant *repoussé par* leur *bon
sens*, et il faut bien qu'*ils fassent abnégation de* leur *raison*; car, apparemment,
le docteur, le curé, les gens instruits de
la ville de Mauzé, qui ont attesté *le fait*,
n'ont pas l'intention de persuader à leurs
voisins, à leurs amis, à leurs concitoyens,
l'existence d'un pouvoir imaginaire,
d'une chose chimérique. Et si aujour-
d'hui, malgré *leur* raison, messieurs les

juges de Niort reconnaissent que le FAIT est réel (ce qu'ils ne sauraient nier sans taxer de mensonge le médecin, le curé et les gens instruits de Mauzé), que doivent-ils donc penser de la sentence qu'ils ont prononcée contre Mlle Virginie, ma somnambule, et contre moi, son magnétiseur?...

J'ai dit, il y a dix ans déjà : « La lumière du magnétisme éclatera tout-à-coup, et ce sera dans le moment même où les antagonistes de cette sublime doctrine s'acharneront le plus à l'étouffer, à persécuter ceux qui la défendent, qu'elle brillera de tout son éclat! » Je crois que ce moment est proche ; car des pays les plus divers, des points les plus opposés, des contrées les plus lointaines, les *faits* magnétiques nous abondent. En Italie, en Allemagne, en Russie, en Belgique, en Angleterre, en Portugal, en Afrique, en Amérique, dans les Indes, partout, les hommes les plus éminents, les personnages les plus recommandables s'occupent ardemment du magnétisme et des phénomènes qui naissent de son application.

Cependant, voici ce qui se passe à Paris. Un grand nombre de personnes, amateurs du magnétisme sans en faire leur profession, produisent le somnambulisme dans tous les salons, et il ne restera plus bientôt dans la bonne société un seul individu qui osera nier l'évidence; car le ridicule, cette arme si cruelle et si puissante en France, que nos ennemis, n'ayant pas la raison de leur côté, ont dirigée vers nous, commence à se tourner contre eux. Un de mes disciples entre tous, M. Marcillet, commissionnaireexpéditeur, rue Grange-Batelière, 12, s'est placé sur la brèche, et combat avec autant de bonheur que de courage pour une cause à laquelle il était étranger naguère. Je vais vous faire connaître quelques-uns des faits obtenus par ce vigoureux champion, ancien militaire, accoutumé jadis au maniment du sabre, au son de la trompette, au bruit du canon, et très-capable de rappeler aux plus brouillons les épaulettes qu'il a portées et la moustache qui couvre encore sa lèvre supérieure.

M. Marcillet donc emploie ses heures de loisir à magnétiser; il a beaucoup d'amis, il sait son Paris, il va partout où le vent le pousse, frappant d'estoc et de taille. Son somnambule ordinaire est un jeune homme de dix-sept ans, d'une corpulence moyenne, d'un tempérament nerveux, jadis en proie à une affection cataleptiforme qui a cédé aux applications magnétiques faites, il y a trois ans, par moi-même, et arrivé aujourd'hui à une lucidité fort remarquable.

Voici quelques-unes des séances d'Alexis, sous la direction de M. Marcillet. Pour qu'on ne puisse pas me taxer d'exagération, je vais laisser parler ce dernier :

« Paris, ce 27 mai 1843.

« MONSIEUR RICARD,

« Je vous ai dit, hier, que je devais passer la soirée chez M. le général Jacqueminot, où, avec Alexis, mon somnambule ordinaire, je devais donner la preuve du fait de la vision malgré l'occlusion des yeux, à travers les corps opaques, et à distance.

« Vous connaissez Alexis, vous savez comment il joue aux cartes, ayant les yeux recouverts de tampons et d'un épais bandeau ; vous savez aussi qu'alors même que les cartes sont appliquées immédiatement sur la table, la face contre le tapis, il les voit néanmoins et les indique sans les retourner. Hé bien! tout cela n'a été hier, en présence de la société d'élite réunie chez M. le général Jacqueminot, qu'un amusement pour Alexis. Il semblait, en effet, se jouer des difficultés qu'on lui opposait, et, non content de convaincre par des faits qui lui sont devenus familiers, il a encore donné la preuve d'un sentiment d'olfaction bien remarquable, en disant à un député, M. de Chassiron, à qui il venait de faire la description d'une propriété située à quelques lieues de La Rochelle : « Comme ça sent le brûlé, ici; comme il y a eu de la fumée, il y a quelques jours. » M. de Chassiron a reconnu l'exactitude du fait. Il venait de recevoir une lettre dont le contenu était parfaitement d'accord avec l'annonce d'Alexis.

« Que vous dirai-je, mon cher maître ? le

somnambule a fait plus que de se surpasser en décrivant dans ses détails un château appartenant à M. le général Jacqueminot.

« Votre tout dévoué et fervent disciple,

« Marcillet. »

« Paris, ce 29 mai 1843.

« La séance que j'ai donnée hier chez M. le comte Duchâtel, ministre de l'intérieur, a été des plus intéressantes. Alexis, après avoir joué aux cartes d'une manière admirable, ayant laissé mettre entre lui et son adversaire un carton par dessus lequel il envoyait successivement les cartes convenables, a fait une *vue à distance* chez Mme.... de Ségur. Il a décrit son château, situé à six lieues environ de Fontainebleau, annonçant qu'on y faisait des réparations, que les chaises de la salle à manger en avaient été retirées, que le château était flanqué de tourelles dont il désigna le nombre.

« Il a été encore plus étonnant de lucidité

avec M. Dumont, député. S'étant transporté mentalement, sur l'ordre de ce monsieur, à quelques lieues de Villeneuve-d'Agen, il a annoncé que le château était d'un seul corps, c'est-à-dire uniforme, sans ornements extérieurs; que les fenêtres se trouvaient plus élevées du sol d'un côté que de l'autre; qu'il était bâti sur une pente, que l'on apercevait à l'horizon de hautes montagnes ; il a indiqué le logement d'un charretier dont il a fait le portrait; le logement de l'intendant, à l'extrémité droite du château et au premier étage. Il a fait le portrait de cet intendant dont la maigreur l'a frappé, et il a caractérisé sa femme, ajoutant que celle-ci n'est pas du pays qu'elle habite, qu'il reconnaissait cela à son langage (cette femme est Normande) ; enfin, il a dit qu'il n'y avait qu'un seul cheval au château, et que ce cheval était gris.

« Tout le monde est resté dans la plus grande admiration, etc.

Marcillet. »

« Paris, ce 3o mai.

« Hier, la séance donnée chez M. Dailly, maître de poste, a été remarquable par les vues à distance. Alexis, conduit mentalement à Canton, a décrit parfaitement les abords de cette ville et désigné plusieurs choses remarquables qui n'existent point en Europe.

« Un ecclésiastique distingué, arrivant d'Afrique, lui ayant demandé ce qu'il remarquait entre Bone et Hippône, en Algérie, Alexis répondit qu'il voyait un pont qui s'était enfoncé plusieurs fois, et sur lequel on avait toujours reconstruit, de sorte, a-t-il dit, que l'on voit deux rangées d'arcades dont les inférieures sont pour ainsi dire en ruine ; ce qui est exact.

« Alexis a terminé la séance par la lecture des deux mots : Noms, Dailly, qu'il a lus malgré la superposition de plusieurs feuilles de papier.

Marcillet. »

8*

« Paris, ce 31 mai.

« Aujourd'hui, c'est chez M. Truelle, rue Louis-le-Grand, 29, qu'Alexis, sur huit à dix lettres qui lui ont été présentées, a constamment dit le contenu de chacune d'elles sans les ouvrir, et en a nommé les différents signataires, de l'un desquels il a fait le portrait physique et le portrait moral. Mme la comtesse Duchâtel lui en ayant présenté une, il hésita plusieurs fois à la toucher ; on eût dit qu'elle le brûlait ; c'était une sorte de vénération, de respect, que semblait lui inspirer cette lettre ; enfin, il finit par dire qu'elle venait d'un haut et puissant personnage qu'il nomma. Ayant prié Mme la comtesse Duchâtel de s'éloigner de lui, et de tenir la lettre ouverte devant elle, il en lut le contenu.

«Une autre lettre ayant été présentée à Alexis, il dit, en la touchant, à M. Truelle, à qui elle était adressée : Celle-ci vient d'une jolie dame, blonde, fraîche, je l'ai déjà vue ; elle était vendredi chez M. le général Jacqueminot. Puis, se tournant vers Mme la comtesse Duchâtel : Vous la connaissez bien, vous, madame, la personne qui a écrit cette lettre ; et il ajouta que c'était elle-même ; ce qui était vrai, etc.

« MARCILLET. »

« Paris, 3 juin.

« Hier, nous étions chez M. Delvigne, rue Taitbout, 34. Alexis s'est transporté mentalement chez M. Lépaule, peintre, qu'il ne connaissait nullement ; il a vu chez ce monsieur beaucoup de statuettes en plâtre, des bras, des jambes, des mains ; il lui a décrit plusieurs tableaux, son atelier et son appartement.

« Une deuxième épreuve a été faite par une personne des environs de Grenoble (Isère). Alexis a vu les restes d'un temple bâti par les Romains, et en a dessiné la forme.

« Le maître de la maison, voyant une lucidité si parfaite, pria à son tour Alexis de se transporter à sa campagne, située à une lieue de Ham. Le somnambule, après lui avoir fait remarquer plusieurs choses sur le chemin, décrivit la maison avec des détails minutieux. Il dit qu'il y avait actuellement deux charretiers, le père et le fils ; que ce dernier couchait dans une soupente de l'écurie, et que le père habitait une maison du village voisin ; il visita les écuries, supputa le nombre de chevaux : DIX-SEPT, et annonça qu'un gros cheval gris avait été blessé par le collier, ce qui l'empêchait de travailler à présent. — M. Delvigne nous dit qu'une lettre qu'il venait de recevoir lui annonçait ce dernier fait ; il nous déclara que tout ce qu'avait dit Alexis était fort exact.

« MARCILLET. »

Voilà, Monsieur, bien des faits, constatés par bien des personnes qui, probablement, ne sont pas toutes dépourvues de *raison* et de *bon sens*, mais ce n'est pas tout : hier vendredi, M. Marcillet, M. Alexis, Mlle Virginie et moi, nous

avons passé la soirée chez Mme la vicomtesse de Saint-Mars, rue d'Anjou-Saint-
Honoré, 45. Il y avait une société de
personnes dont les noms sont assez connus pour que je n'aie pas besoin de vous
dire leurs capacités. MM. Victor Hugo,
Théophile Gauthier, Halévy, Paul Lacroix (le bibliophile Jacob), de Saint-
Georges, le marquis de Saint-Mars, Roger de Beauvoir, etc., etc., composaient,
avec des dames aussi instruites que gracieuses, la charmante réunion. Quelques
instants après notre arrivée, M. Marcillet fit placer Alexis à un bout du salon,
dans un large fauteuil, et le mit promptement en somnambulisme. Alexis, les
yeux occlus, fit une partie d'écarté avec
une rapidité extrême, et nomma plusieurs
cartes appliquées la face contre le tapis;
mais l'expérience la plus concluante fut

celle-ci : **M. Hugo** avait préparé, chez lui,
un paquet cacheté au milieu duquel se
trouvait un seul mot imprimé en gros
caractères, cependant invisibles aux
meilleurs yeux, à travers les feuilles de
papier qui l'enveloppaient entièrement.
Vous comprenez que le poète-académicien
avait pris toutes précautions pour n'être
pas abusé. Le paquet, présenté à Alexis,
fut d'abord retourné dans tous les sens
par le somnambule, qui, au bout d'un
instant, épela lentement ainsi : P... O...
L... I... POLI... Je ne vois pas la lettre
suivante... Je vois celles qui viennent
après... I... Q... U... E... Huit lettres...;
non..., neuf... neuf lettres...; mais il y en
a une que je ne vois pas... Je ne peux pas
dire ce mot... Cependant... P... O... L...
I... Je ne vois pas bien... T... c'est un T...
POLITIQUE. C'est bien cela. Le mot est

imprimé sur un papier VERT-CLAIR...
M. Hugo l'a enlevé d'une brochure que
je vois chez lui.

Cette preuve seule vaut mille preuves;
il n'y a rien à objecter, rien; à moins
qu'on ne veuille supposer qu'un homme
comme M. Hugo soit capable de s'abaisser
au rôle de compère, ce que les ennemis
du magnétisme oseront peut-être bien
prétendre, mais ce à quoi ils ne feront
certes pas croire. Quant au hasard, que
certaines gens invoquent incessamment,
il est impossible qu'il soit pour quelque
chose dans le fait. Je donne un siècle à
cent millions de lynx réunis pour voir,
dans l'état normal, ou pour deviner par
hasard un mot quelconque placé dans des
conditions analogues à celles où se trouvait le mot choisi par M. Hugo, et lu avec
peine par Alexis.

Après les expériences d'Alexis, je magnétisai Mlle Virginie, dont la faculté spéciale est l'appréciation et la cure des maladies ; mais qui comprend néanmoins la pensée d'autrui, et qui voit parfaitement, à des milliers de lieues, les objets sur lesquels on dirige son attention. M. Halévy fut mis en rapport, le premier, avec ma somnambule à qui il adressa cette question : « Quelles sont mes occupations habituelles ? » — Songez-y vousmême, dit la somnambule..... Des lignes,.... des points sur et entre ces lignes.... des petites barres... des crochets... c'est de la musique.... de la musique d'opéra. »

Certes, si Mlle Virginie eût connu d'abord l'auteur de *la Juive*, etc., ou que quelqu'un eût prononcé son nom devant elle, il n'y eût eu là rien de surprenant ; mais il est certain qu'elle ne connaissait en aucune façon le célèbre compositeur.

A M. Halévy succéda M. Hugo, qui adressa à la somnambule la même question : « Q .elles sont mes occupations habituelles ? — Vous, monsieur, vous écrivez, répondit Mlle Virginie. Vous écrivez des choses bien fortes ; mais il y a tant d'énergie dans votre pensée que cela doit être. Attendez, je vous prie ; je vois chez vous une grande armoire, très-ancienne, en bois noir, dans laquelle vous serrez des manuscrits, des notes, etc. — Voyez-vous, reprit le poète, ce qu'il y a sur la porte de cette armoire ? — Oui, ce sont des dessins.

M. Hugo déclara que cela était exact, et céda la place à M. Théophile Gauthier. Après celui-ci vint M. Roger de Beauvoir, puis M. de Saint-Georges, puis M. Paul Lacroix, puis enfin les dames qu'avaient enhardies les expériences relatives aux messieurs. Mlle Virginie fut extrêmement remarquable dans tous ses aperçus. Je ne sais ce qu'elle révéla tout bas à M. de Saint-Georges et à M. Paul Lacroix successivement, mais ces messieurs nous dirent qu'ils étaient émerveillés.

Cette curieuse séance vint renforcer les convictions qui s'étaient formées de la lucidité de ma somnambule, dans l'esprit de plusieurs personnes présentes à une première soirée de ce genre, une vingtaine de jours auparavant, dans les mêmes salons. Il y eut alors des faits si satisfaisants, que je ne puis résister au désir de vous en citer quelques-uns :

Alexis lut, à travers un matelas de papier, le mot ARMANCE, écrit par Mme la comtesse Dash. — Le somnambule dit aussitôt qu'il y avait quelqu'un dans le salon à qui ce nom s'appliquait ; alors il toucha successivement la main de chacune des dames qui l'entouraient, et désigna celle dont le petit nom est en effet ARMANCE. Il fit encore bien des jolies choses ; mais il y est trop habitué pour que j'en parle.

Mlle Virginie fut mise en rapport avec la maîtresse de la maison, à qui elle fit le portrait de son mari, officier supérieur, qui se trouvait alors loin de Paris ; elle dit qu'il arriverait *tel* jour, et nous avons su depuis que cette prévision était juste. On apporta alors sur les genoux de la somnambule plusieurs petits portraits encadrés qu'on posa sur la face, de façon qu'elle n'en pût voir que le dos, et on lui demanda si parmi eux se trouvait celui du personnage dont elle venait de parler. — Oui, répondit Mlle Virginie, je le vois ; mais le costume dont il était vêtu quand on l'a peint était bien différent de celui qu'il porte actuellement. Tenez, voici son portrait ; — et elle releva précisément le petit tableau représentant M. le vicomte de Saint-Mars.

Après cela, on lui demanda quelles étaient les occupations d'un monsieur qui lui présenta sa main à toucher. — Il écrit, il compose, dit la somnambule ; mais il n'écrit pas avec une plume, il se sert presque toujours d'un crayon à dessiner. — M. de Saint-Georges (c'était lui que touchait la somnambule) déclara qu'il se servait habituellement d'un crayon de dessinateur pour écrire ses pièces de théâtre. — Enfin, Mlle Virginie, tenant encore la main de **M**. de Saint-Georges, lui fit l'exacte description de son cabinet de travail, désigna les meubles qui s'y trouvent, indiqua la place respective de chacun d'eux, dit la couleur et la nature de l'étoffe qui les couvre, et prit elle-même la pose habituelle de ce monsieur, lorsque, s'appuyant sur son bureau, il songe à une composition.

Si votre somnambule naturelle présente encore des phénomènes convaincants, veuillez, je vous prie, avoir la complaisance de m'en informer.

Daignez agréer, etc.

LETTRE VII.

Mon cher ami,

J'ai cédé ce matin à une fantaisie assez puérile. Je me suis rendu, avec mon
cher Edouard et Mlle Virginie, ma pré-
cieuse somnambule, chez M. Sabatier,
l'habile faiseur de portraits au daguer-
réotype. Tout le monde connaît l'admirable découverte de M. Daguerre; vous
savez vous-même comment ce physicien
est parvenu, par la fixation de la lu-

mière, à représenter exactement et dans les plus minutieux détails, sur une plaque métallique préparée au mercure et à l'iode, les objets les plus difficiles à saisir. Je ne vous parlerai donc que de notre séance.

Nous sommes arrivés au Palais-Royal, maison Richard, vers les dix heures du matin. A l'étage au-dessus du restaurant-bourgeois sont les appartements de l'artiste. Nous avons été reçus par une dame respectable, probablement parente de M. Sabatier. Celui-ci était déjà depuis quelques heures au belvédère qu'il a fait construire sur le toit de la maison pour y opérer. Après que nous eûmes dit le sujet de notre visite, la dame nous fit conduire auprès de M. Sabatier, que nous trouvâmes en compagnie de plusieurs personnes plus matinales que nous, et dont les portraits venaient d'être imprimés. Quand nous nous fûmes reposés un instant, l'artiste nous fit placer successivement sur une chaise adossée à une barre verticale, laquelle est armée d'une verge de fer dont la partie supérieure, contournée en cou de cygne, forme une fausse équerre se terminant par un demi-fer à cheval disposé horizontalement. Cette barre et son armure sont destinées à maintenir le corps et la tête dans une position égale. Devant nous, à un mètre et demi, se trouvait, sur un trépied, le merveilleux instrument. Une ou deux minutes de préparation pour chacun de nous suffit à M. Sabatier, et une fois les mots : « *Ne bougez plus,* » sortis de sa bouche, nous l'entendîmes, au bout de sept à huit secondes par opération, nous dire : « *C'est*

fait ! » et vraiment l'image était obtenue. Aussitôt, M. Sabatier soumit les
plaques à l'action du feu, et cinq minutes après nous avions sous les yeux les
plus belles épreuves qu'on puisse désirer. J'ai vu bien des essais de daguerréo-
typisme, mais, excepté ceux de M. Sabatier, aucun, jusqu'à présent, ne m'a satisfait. Ici, c'est une plaque mal préparée,
dont le brillant miroite si fort qu'il em-
pêche que l'on distingue l'objet qu'elle
porte ; là, c'est un clair-obscur, qu'on
pourrait appeler un sale-obscur, dont
le mauvais effet nuit infiniment à la vérité ; plus loin, ce sont des barbouillages co-
loriés contre nature et d'un mauvais qui
écorche l'œil ; enfin, partout j'ai trouvé
les produits au-dessous des moyens. Il est
vrai que M. Sabatier a un avantage immense sur les personnes qui n'ont au-

cune connaissance graphique, car il n'est pas seulement habile à daguerréotyper, c'est encore un peintre distingué, touchant la miniature à ravir, et qui a mérité déjà plusieurs médailles d'honneur pour les œuvres dont il a, à différentes époques, enrichi nos expositions artistiques.

Au moment où nous allions descendre, M. Altaroche, l'un de nos écrivains du jour, entra. Il venait quérir son portrait, obtenu d'avant-hier. Ce monsieur, que je ne reconnus pas d'abord, me rappela qu'il était venu chez moi, il y a trois ans, avec MM. Louis Perrée, de Fienne, Duvert, Lausanne, et Marco Saint-Hilaire. Je me souvins en effet que, alors, ces messieurs m'avaient honoré d'une visite dans laquelle je les avais convaincus, par des faits incontestables, de la réalité des

facultés somnambuliques les plus sur-
prenantes pour les personnes étrangères
au magnétisme. M. Altaroche, qui se re-
commande assez par ses œuvres pour n'a-
voir plus besoin d'éloges, m'a promis
d'assister demain au soir à l'ouverture
d'un cours de magnétologie que je dois
faire chez moi, et auquel j'espère avoir
plusieurs personnes de distinction.

En quittant M. Sabatier, qui, en
homme de progrès, est ami du magnétisme comme de toutes les découvertes
utiles, je suis convenu avec lui de me
trouver dans son belvédère avec ma somnambule le jour et à l'heure où celle-ci
devrait avoir une de ces extases pendant
lesquelles l'expression de sa physionomie est si différente de l'état normal.
J'espère que Mlle Virginie, qui ordinairement m'annonce, en somnambulisme,

ses extases futures deux à trois jours d'a-
vance, offrira à notre artiste un type re
marquable. Je vous écrirai tout ce qui se
sera passé à l'occasion de ce nouveau
portrait de ma somnambule.

Agréez, etc.

LETTRE VIII.

A M. le docteur Billot,

à Cadenet (Vaucluse).

Mon cher Monsieur,

M. Germer-Baillière m'a remis la lettre
dont vous l'avez chargé pour moi. Je re-
grette que M. Roman, sans doute pressé
par sa position de membre du conseil
général de votre département, soit parti
de Paris sans me revoir ; je l'aurais prié
de vous dire beaucoup de choses dont je
ne puis vous donner, par écrit, qu'un
léger aperçu.

10

Vous désirez connaître mon procès?
Je voudrais vous satisfaire complètement, mais ce ne sera qu'après la décision de la Cour suprême que je pourrai
vous envoyer l'histoire de ce procès
étrange, dont la relation, à présent ma-
nuscrite, formera un volume, que l'im-
primeur mettra sous presse dès le lendemain de l'arrêt définitif. Cependant,
pour vous prouver combien je vous sais
gré de la sympathie que vous me témoi-
gnez, voici :

M. Pihoué, malade depuis plusieurs
années, traité vainement par les médecins de son pays et les savants de la capitale, ayant appris que Mlle D........, du
département des Deux-Sèvres, considé-
rée comme incurable par les médecins,
avait été guérie par mes soins aidés des
conseils de Mlle Virginie, **résolut de s'a-**

dresser à moi et me demanda une consultation de somnambule. Cette consultation, donnée sous la tutelle de M. le docteur Chapelon, l'un des médecins attachés à mon établissement, sur une boucle des cheveux du malade, est de la plus grande vérité, au témoignage de tous, même des médecins ordinaires de M. Pihoué. Ce fait est acquis au procès.

La consultation fut payée, au taux du règlement de ma maison, 5o fr. Le malade, joyeux autant qu'étonné d'une consultation semblable, résolut de se faire magnétiser, ainsi que le prescrivait la somnambule. Ayant confiance plus en mon expérience qu'en celle de tout autre magnétiseur, il pria sa famille d'écrire à Paris pour m'engager à faire le voyage de Bressuire. Mme Branger, grand'mère du malade, m'écrivit. Les conditions du voyage furent réglées d'avance. Nous allâmes à Bressuire ; nous vîmes M. Pihoué et lui donnâmes nos soins, avec l'assistance de ses deux médecins ordinaires. Le mieux fut remarquable au bout de trois jours. M. Pihoué, sur l'avis de ses médecins et du consentement de sa famille, voulut venir à Paris. Je consentis à l'emmener, à lui donner un logement chez moi, et voilà le malade en traitement dans mon Institut magnétologique, sous la direction de M. le docteur Chapelon, soigné avec tous les égards imaginables. La femme et le beau-frère du malade vinrent le voir et le trouvèrent dans un état si satisfaisant qu'ils me comblèrent de bénédictions et me prièrent de continuer.

Il y avait un mois que M. Pihoué était à Paris, lorsque le bruit de sa guérison

s'étant répandu à Bressuire, M. le procureur du roi me fit arrêter et conduire
en prison, ainsi que ma somnambule.
Pas la moindre plainte avouée, pas la
moindre chose, rien qui puisse motiver
cette conduite ; c'est encore démontré.

M. Pihoué dénonça la conduite singulière de M. le procureur du roi à M. le
procureur-général de Poitiers ; il m'écrivit des lettres de consolation. M. Legressier, maire de Thouars, beau-frère
de M. Pihoué, m'écrivit aussi une lettre
dans laquelle il me comble d'éloges, en
m'exprimant toute sa reconnaissance des
soins que j'ai donnés à M. Pihoué. Tout
en déplorant les rigueurs du parquet de
Bressuire, dont la conduite, dit-il, est in-
fame ! M. Legressier donne, dans cette
lettre, très-probablement, les moyens
d'arriver à connaître les meneurs du pro-

cès, plutôt fait, selon lui, en vue d'empêcher la guérison de M. Pihoué que par un motif réel de blâme contre moi. D'autres personnes m'ont aussi écrit d'autres lettres que je tiens en réserve pour démasquer, quand je le jugerai opportun, toutes les machinations dont je suis victime.

Depuis plus d'une année ma somnambule et moi sommes persécutés affreusement, et nous nous trouvons ruinés de fond en comble par ce malheureux procès, auquel nous étions loin de nous attendre.

Nous avons été condamnés comme *escrocs* à Bressuire, par des juges qui affirment que le magnétisme (dont ils ne devaient point, d'après leur premier *considérant*, apprécier le mérite et la valeur) est un *pouvoir imaginaire, chimé-*

rique, repoussé par le bon sens, et qu'on ne saurait admettre, prétendent-ils, *sans faire abnégation de sa raison.*

Nous avons appelé de cette sentence, et le tribunal de Niort, *par les mêmes motifs qui ont déterminé les premiers juges,* a confirmé leur décision, en aggravant énormément la peine prononcée contre nous. Une chose digne de remarque, c'est que, dans l'excès de leur zèle, messieurs les magistrats ont écrit dans leur jugement quelque chose si évidemment contraire à la vérité, qu'il leur sera bien difficile de faire croire que ce n'est qu'une erreur qu'ils ont commise. La preuve authentique de cela sera fournie quand il en sera temps.

Il est démontré par tous les témoignages qu'aucune *manœuvre fraudu-*

leuse n'a été commise par nous ; que la consultation, déclarée *impossible* par les deux tribunaux, est de la plus grande vérité ; que le magnétisme, déclaré *pouvoir imaginaire*, avait guéri, pour ainsi dire, M. Pihoué d'une grave maladie épileptiforme dont il était atteint, comme il a guéri des milliers de personnes abandonnées de la médecine ordinaire ; que le malade, sa famille, ses médecins, ses amis, ont proclamé tout haut, en face de la justice, leur reconnaissance envers nous.

Nous espérons de la Cour suprême la cassation de l'arrêt qui nous a frappés, parce qu'aucun des caractères de l'escroquerie n'existe dans le fait pas plus que dans le droit, en cette affaire incroyable. M. Mandaroux-Vertamy, chargé de notre défense, démontrera sans doute à messieurs les magistrats souverains la fausse application de la loi qu'ont faite contre nous messieurs les juges de Bressuire et messieurs les juges de Niort, à qui je n'ai pourtant pas laissé ignorer l'état de la question qu'ils avaient à résoudre, puisque j'ai dit à ceux-ci à peu près ce que j'avais exposé, en d'autres termes, à ceux-là.

Afin que vous puissiez apprécier tout le désir que j'avais d'éclairer les arbitres de mon sort sur l'objet dont ils ne pouvaient se dispenser de s'occuper spécialement à l'occasion de mon procès, j'extrais de mon ouvrage inédit, intitulé : *Relation du procès intenté à un magnétiseur et à une somnambule par M. le procureur du roi à Bressuire (Eugène Dufraysse Lafeuillade), à l'occasion d'un traitement magnétique couronné de succès,* les pages suivantes :

« **Messieurs,**

« S'il ne s'agissait dans cette cause que de ma défense personnelle, je me serais abstenu de porter la parole devant vous. Mais un intérêt plus puissant, celui du Magnétisme dont je suis depuis dix ans passés l'un des apôtres les plus dévoués, m'oblige de vous présenter quelques considérations auxquelles je vous prie d'être attentifs.

« Pour ne pas abuser de vos moments, je serai aussi concis que je le pourrai.

« Il y a peu d'années, le Magnétisme ne s'offrait à mon esprit que comme un système. Aujourd'hui, grâce aux instructions précieuses que m'ont fournies les hommes les plus distingués dans les sciences, les ouvrages des auteurs les plus estimés, les observations des somnambules les plus clairvoyants, et aussi, j'ai l'orgueil de le croire, aux réflexions qui me sont propres, la Magnétologie n'est plus une science hypothétique, conjecturale, que peut faire naufrager le moindre vent d'une controverse ennemie; c'est une doctrine positive, reposant sur des faits certains, avérés, dont la reproduction est constante dans toutes les conditions semblables.

« Lorsqu'une vérité n'est pas encore généralement établie ; que ses manifestations ne sont pas évidentes pour tous ; que sa théorie, toute nouvelle, ne repose pas sur des preuves purement matérielles ; qu'elle semble en quelque sorte enveloppée d'un voile mystérieux dont la transparence ne se révèle à l'esprit qu'à force d'observations et de recherches ; que son établissement renverserait sans doute les idoles de l'erreur accréditée dans la société ; les défenseurs de cette vérité, je le sais, quels que soient les moyens qu'ils emploient, la force de leur conviction, la franchise de leur caractère, le zèle qui les anime, doivent nécessairement rencontrer sur leur route une foule d'obstacles difficiles à surmonter.

« La Magnétologie, objet spécial de mes études, est plus que toute autre science propre à
inspirer la méfiance, l'incrédulité, pis encore,
peut-être. C'est que les phénomènes nais-
sant de son application sont si extraordinaires,
si surprenants, si en dehors des lois généralement adoptées, que la raison se refuse presque
à admettre leur réalité. Cependant, quand un
fait, quelque anomal qu'il soit, est constaté d'u-
ne manière rigoureuse par les hommes les plus
pénétrants, les plus instruits, les plus impar-
tiaux, est-il permis d'en nier l'existence? doit-
on le répudier sans pitié, par cela seul qu'il
vient pour un moment contrarier nos idées, et
forcer notre esprit à un nouveau travail?....
Non, assurément, non; car, plus nous
avons de difficultés à vaincre, plus notre courage grandit; et il n'est peut-être pas un seul
homme qui, adonné à l'étude de la philosophie, n'éprouve un sentiment de bonheur inti-
me au moment où il a besoin de déployer toute
son énergie!

« Pour moi, messieurs, qui ai eu l'honneur

de professer à l'Athénée royal de Paris,
dans ce sanctuaire des Sciences et des Arts où
tant d'illustres savants tels que La Harpe,
Marmontel, Chénier, Népomucène Lemer-
cier, Garat, Daunou, Victorin Fabre, de Gé-
rando, Ampère, Auguste Comte, Fourcroy,
Monge, Deparcieux, Ventenat, Cuvier, de
Blainville, Brongniart, Thénard, Dumas,
Pouillet, etc., etc., ont fait entendre leur
voix puissante; où chaque jour des hommes d'un mérite supérieur viennent appor-
ter à leurs auditeurs le fruit de leurs veilles
laborieuses, je n'ai nullement la prétention de vous imposer mes croyances. Je vous
demande seulement de me suivre avec toute
l'attention dont vous êtes capables; de suspen-
dre votre jugement jusqu'à ce que je vous aie
fourni, outre les preuves si péremptoires que
vous a déjà données mon avocat, des témoignages non équivoques de la réalité de phénomènes
analogues, identiques à ceux que les juges de
Bressuire ont déclarés *imaginaires, chimériques, fallacieux;* d'attendre que votre religion

11

soit suffisamment éclairée, pour que votre opinion soit invariablement fixée sur le magnétisme et la valeur de ses effets, afin de ne pas tomber dans l'erreur la plus funeste et d'éviter la faute où pourrait vous conduire une trop grande précipitation.

Loin de solliciter de vous une confiance aveugle en mes écrits personnels, je ne mettrai sous vos yeux que les ouvrages des hommes les plus désintéressés pécuniairement dans la question qui nous occupe, des personnages les plus distingués, tant sous le rapport des connaissances profondes dont ils ont rendu leurs livres dépositaires, que sous celui de leur position sociale et des hautes dignités dont le gouvernement les a revêtus.

« Les opinions de tels hommes écarteront, je l'espère, de vos esprits ces idées de compérage, de supercherie, de fraude, auxquelles se sont abandonnés messieurs les magistrats qui m'ont condamné comme escroc.

« Messieurs, depuis que l'immortel Mesmer, ce savant méconnu, dont l'esprit investigateur s'éleva à la hauteur du génie, est venu offrir

aux hommes le moyen de combattre avec succès, de prévenir même les maux auxquels nous
sommes exposés, un grand nombre d'écrivains
d'un mérite incontestable ont successivement
ou simultanément rendu hommage à l'agent
magnétogène, quelques-uns l'ont même préconi-
sé. On a vu le docteur d'Eslon, premier médecin
du comte d'Artois, soutenir hautement l'excel-
lence de cet agent. Cent autres médecins ou savants ont constaté dans le même temps que lui
la réalité des phénomènes que les sociétés scien-
tifiques rejetèrent sans examen ; car il est avéré
que les commissaires nommés par Louis XVI,
en 1784, pour suivre les expériences, ne
daignèrent pas prendre les soins qu'exigeait
leur mission délicate ; et malgré tout le
respect que je porte à la mémoire des illustres membres de cette commission, je ne
saurais approuver leur conduite en cette occasion si importante.

Au milieu des débats qui eurent lieu alors,
des personnes considérables, convaincues de

l'existence du magnétisme, en prirent publiquement la défense, et sacrifièrent dans l'intérêt de cette cause, non-seulement des sommes énormes, mais encore un temps précieux, et jusqu'à leur santé, qu'elles prodiguaient journellement aux malheureux à qui elles conservaient la vie.

« L'illustre marquis de Puységur, dont les travaux passeront à la postérité; le docte et respectable Deleuze, dont les écrits modestes et précieux enrichissent toutes les bibliothèques ; l'immortel Cuvier, dont le vaste génie a tant fécondé le champ des sciences naturelles; le célèbre Laplace; le docteur Georget, qu'une mort prématurée est venue arracher impitoyablement à ses laborieuses études, dans le temps où il s'occupait de recherches physiologiques et psychologiques de la plus haute importance; M. Dupotet, dont le zèle et le courage ont tant fait pour la Magnétologie; le professeur M. Husson, membre de l'Académie de médecine, qui, dans toutes les occasions, a défendu avec tant

de supériorité le Magnétisme et les Magnétiseurs contre les attaques dont ils étaient l'objet ;
M. Fouquier, actuellement premier médecin
du Roi, qui, comme feu son prédécesseur le docteur Marc, n'a pas craint de s'avouer partisan
du magnétisme et d'en soutenir la défense ;
l'habile professeur M. Rostan ; notre grand
chirurgien M. Jules Cloquet ; M. Orfila, doyen
de la faculté de médecine de Paris ; MM. les
académiciens Bousquet, Ribes, Réveillé-Parise,
Adelon, Pariset, et une foule d'autres savants
du plus grand mérite, qui ont attesté les faits les
plus surprenants ; voilà, je pense, assez de no-
bles boucliers à l'abri desquels les magnétiseurs
peuvent soutenir les attaques de leurs adversaires.

« Permettez-moi d'ouvrir d'abord l'un des
ouvrages d'un homme dont la bonne foi et les
lumières ne sauraient vous être suspectes, et
qui occupe dignement une des premières places
dans la haute magistrature du royaume. Ce
livre, l'une des plus précieuses productions de
la pensée, a pour titre : *Essais de psychologie-*

physiologique (1). Veuillez écouter ce qui y est dit, page 273, etc. (Suivent une foule de citations tirées de nos meilleurs auteurs, et du rapport fait à l'Académie royale de médecine, par ses propres commissaires, en 1831).

« A ces citations déjà si nombreuses, que j'ai cru devoir vous faire dans l'intérêt de la justice, dans celui de la raison, dans celui de vos propres consciences, j'en pourrais ajouter une foule d'autres non moins concluantes en faveur de ma conduite; mais je crois qu'il serait superflu d'accumuler un plus grand nombre de preuves de la réalité des faits incriminés; il est plus convenable, selon moi, de vous soumettre un rapide aperçu de la doctrine que je tiens à honneur de professer.

« Messieurs, je définis le Magnétisme animal : la manifestation de la faculté que possèdent tous les êtres organisés d'agir les uns sur

(1) Un volume in-8°, par C. Chardel, conseiller à la Cour de cassation; Paris 1833. Chez Germer-Baillière, rue de l'École-de-Médecine. 17.

les autres et chacun sur soi-même. Le principe de ce Magnétisme est le fluide qui entretient l'action vitale, et que les physiologistes ont appelé *fluide nerveux*. Ce principe, apparemment secondaire, est, à bien dire, la modification du principe primordial, unique, universel, que je crois avoir indiqué dans mon *Traité du Magnétisme* (1). Le moyen d'action est la volonté. C'est par la volonté qu'on met en jeu le principe, qu'on l'envoie avec plus ou moins de force, du centre vers les extrémités. C'est par la volonté qu'on dirige ce principe, qu'on le fait franchir les extrémités organiques, et qu'on en imprègne les corps dans lesquels on a désiré le fixer. Les gestes connus sous le nom de *passes* ne sont que des auxiliaires ; auxiliaires utiles, mais non indispensables. Ces opérations ne sont pas probables *à priori* d'une manière absolue ; mais elles le sont incontestablement d'une manière relative.

(1) Un volume in-8°, de 568 pages, édité par Germer-Baillère; Paris, 184 .

« Je vais faire en sorte de vous rendre plus évident, par quelques comparaisons, ce que je viens d'avoir l'honneur de vous exposer.

« Si un homme veut soulever d'une main un poids qu'il suppose très-lourd, il enverra, par sa volonté, dans les nerfs qui doivent forcer les muscles de son bras à la contraction nécessaire, toute la puissance dont il peut disposer; et à moins que le poids ne surpasse ses forces, il l'enlèvera de terre. Mais si cet homme suppose que le même poids soit extrêmement léger, il n'apportera dans son désir de le soulever qu'une volonté faible, et alors il ne l'ébranlera seulement pas, quelle que soit sa force musculaire habituelle. Dans le premier cas, il aura voulu envoyer des centres nerveux à l'une de ses extrémités le principe d'action ; dans le second, sa volonté trop faible n'aura fait parvenir à cette extrémité qu'une portion insuffisante de ce principe.

« Si l'on se met en contact avec une torpille ou tout autre poisson électrique, on éprouvera un engourdissement sensible, dû au dégagement du fluide. Alors le principe aura franchi la périphérie du corps de l'animal pour imprégner l'individu qui l'aura touché.

« Si un homme doué d'un grand courage est froissé par un lâche, son regard suffit pour paralyser son pusillanime adversaire. Alors, encore, le principe franchit l'épanouissement du nerf optique et imprègne celui sur lequel il a été dirigé, même à l'insu de son détenteur.

« En un mot, si tous les philosophes ont reconnu la réalité des sympathies et des antipathies, il est impossible de trouver l'explication de ces phénomènes sans admettre comme base fondamentale de leur production, comme cause déterminante, précisément ce même principe du Magnétisme.

« Vous paraîtrait-il utile, messieurs, que je vous développasse ma théorie tout entière?... L'homme intelligent, quelque étranger qu'il soit aux études des sciences naturelles, peut aisément comprendre la possibilité des faits pour lesquels les magistrats de Bressuire m'ont condamné en les jugeant imaginaires; or, s'il est reconnu que certains résultats sont possibles comme conséquents de causes qu'on ne saurait nier, pourquoi donc voudrait-on soutenir leur non-existence?....

«Je m'abstiendrai de vous parler, messieurs, de la contradiction singulière qu'on remarque dans les considérants du jugement qui me condamne; cette contradiction est si blessante que quand même mon avocat n'eût pas pris soin de vous la démontrer, elle n'eût point échappé à vos esprits. Je désire seulement vous ramener, pour un instant encore, à la suite de l'aperçu de ma théorie, en vous priant de croire que je n'ai rien tant à cœur que de dissiper vos doutes sur l'objet de votre examen actuel; l'arrêt que vous allez prononcer dépendant, je le présume, du plus ou du moins de clarté que je répandrai sur un sujet généralement considéré comme obscur.

« Je vous ai dit le Magnétisme, son principe,

les effets les plus ordinaires qui en résultent ; passons, à présent, aux conditions du sommeil naturel, aux différents états qui se présentent dans cette crise, et voyons si le sommeil magnétique n'offre pas des analogies indubitables avec ce sommeil naturel.

« Dans mon opinion (et en avançant l'hypothèse qui va suivre, je ne crains point de commettre une hérésie scientifique); dans mon opinion, dis-je, le sommeil naturel ne nous envahit que lorsque le système que j'appelle cérébro-nerveux a été surexcité, conséquemment fatigué par un travail quelconque ou par des agents de nature à déterminer l'excitation, la fatigue. Ainsi, soit qu'on ait beaucoup marché, travaillé, lu, écrit, ou pensé, soit qu'on ait bu avec excès des boissons alcoholiques, qu'on ait pris des narcotiques sous une forme quelconque, qu'on ait mangé outre mesure, ou au contraire qu'on soit en proie aux tourments de la faim (car les deux extrêmes produisent également les mêmes résultats); soit, enfin, qu'on subisse quelque affection, cataleptiforme, hystérique, etc., le sommeil vient s'emparer de la machine organique, des facultés sensib es, et les asservit irrésistiblement. Pour les individus qui sont dans un état normal de santé ou qui rapprochent de cet état, et qui suivent les habitudes sociales des Européens, ce sommeil est périodique. Cette périodicité est la conséquence forcée de l'uniformité de conduite ; mais elle subit des perturbations aussitôt que les habitudes sont dérangées. Eh bien ! si les causes que je vous ai indiquées (et à mon avis cela est incontestable) déterminent le sommeil ordinaire, pourquoi n'admettrait-on pas que l'accumulation, la surabondance, la superfluité, si l'on veut, du principe magnétique, dans l'organisme d'un individu, puisse produire un effet identique ?... Quelques physiciens ont prétendu, je le sais, que le sommeil provoqué magnétiquement n'était dû qu'à l'espèce de monotonie dans laquelle on ensevelit, selon eux, le pauvre patient, à l'ennui occasioné par les gestes, à la faiblesse

de l'imagination, à l'éréthisme de la peau, etc.
Je ne nie point que cela ne puisse avoir une
certaine influence, dans quelques cas, sur la production des effets magnétophœnes. Je reconnais
même que l'état de l'atmosphère, la qualité
de l'air ambiant. les courants électriques,
aident l'action ou nuisent à son développe-
ment ; cependant, comme on peut magnétiser
un individu placé dans un milieu différent de
celui où l'on se trouve soi-même au moment
de l'acte ; comme on obtient, sans faire aucune
passe, exactement les mêmes phénomènes qu'en
gesticulant, et qu'enfin, on produit ces effets
à de grandes distances, sur des animaux, sur
des enfants, sur des personnes ignorant qu'on
agit sur elles, je ne saurais accorder que les
prétentions de nos dissidents soient fondées.

« Et si l'on ne veut pas comprendre que
l'agent magnétogène puisse provoquer le sommeil, comprend-on donc mieux que chacune
des autres causes que nous avons énoncées
ait une vertu somnifère?.... Ou nous devons

nous en tenir à l'acceptation des faits purement et simplement, sans chercher à en trouver l'explication, ou nous devons, par le raisonnement, aller du connu à l'inconnu, *de ce qui est admis par tous, à ce qui n'est accepté que par un petit nombre, ou même par personne encore.*

« Jusqu'ici, messieurs, je suis resté dans le champ de la physique, de la physiologie ; mais en abordant les phénomènes curieux que l'on observe dans le sommeil dit naturel, je suis forcé d'aborder le domaine de la psychologie ; car, vous le savez, la matière ne pense point ; le corps n'est qu'un automate obéissant au ressort caché dont l'Être suprême a voulu qu'il fût temporairement pourvu.

« Dans le sommeil non magnétique, tout le monde le sait, on voit apparaître le Rêve, le Songe, la Somnoloquie, le Somnambulisme, le Mensambulisme, quelquefois l'Extase.

« Voici comment je distingue ces différents états :

« Le Rêve est un jeu bizarre d'une imagi-nation en délire.

« Le Songe est une vision, une sensation, une prévision, une intuition, quelquefois tout cela ensemble; et il ne saurait y avoir d'erreur que dans l'interprétation des images, des allé-gories, des symboles qui s'y rencontrent assez fréquemment.

« La Somnoloquie est un babil erronné, quand elle dépend du Rêve ; quand elle dépend du Songe, au contraire, c'est un discours tantôt monologué, tantôt dialogué, tantôt polylogué, dont toutes les parties sont en parfait accord et d'un rationalisme admirable.

« Le Somnambulisme est l'obéissance de l'appareil locomoteur à l'impulsion d'ambu-lance que lui communique le système cérébro-nerveux.

« Le Mensambulisme est une promenade d'esprit pendant la station du corps, l'absorp-tion momentanée des organes matériels.

« L'Extase est un état supérieur que j'ai décrit et examiné dans mon *Traité du Magné-tisme*. C'est la contemplation des choses hyper-physiques, dans un but d'utilité morale, reli-gieuse ; c'est l'état dans lequel l'homme encore lié à la terre, reçoit de véritables inspirations célestes.

« Il me serait impossible, messieurs, de vous développer ici toute ma théorie de cet immense sujet : un si long exposé ne serait point oppor-tun en ce moment.

« Je vous ai dit, messieurs, les phéno-mènes qui apparaissent dans le sommeil na-turel, je vous ai dit les différentes formes que présentent ces différents états. Eh bien ! toutes ces choses se reproduisent dans le sommeil dit magnétique. Ainsi, le magnétisé comme le dor-meur, ou en d'autres termes, et pour parler un langage plus généralement compris, le som-nambule artificiel, tout comme le somnambule naturel, peut voir dans les ténèbres les plus profondes, à travers les corps opaques, à de grandes distances, et même outre-mer, les objets sur lesquels il fixe son attention ; il sent, goûte, touche et entend, par une immense extension de ses facultés de l'état de veille, ce qu'il veut sentir, goûter, toucher, entendre, soit de près, soit de loin, quant au présent, au passé, à l'avenir ; car le temps et l'espace n'existent point pour le somnambule. Or, il a la faculté d'apprécier le degré de santé ou de maladie de chaque individu qu'il examine, et celle de discerner les moyens à mettre en usage pour guérir non-seulement les corps malades, mais encore les âmes souffrant en ce monde. Et il ne faut pas croire qu'il y ait là du *surnaturel* et que les magnétistes doivent être frappés d'excommunication. Rien au contraire n'est plus *naturel*, rien n'est moins hétérodoxe, quelque étrange que cela puisse sembler au premier aperçu. Vous ne verrez donc à présent aucune impossibilité à ce qu'une consultation soit donnée par un somnambule à Paris, pour un malade à Bressuire, alors même que ce somnambule n'entrerait en contact avec aucun

12*

objet pouvant faciliter son rapport avec la personne qu'il doit explorer :

Dans le consentement, les âmes se conjoignent.

« Il me reste à vous dire quelques mots du Magnétisme appliqué comme agent thérapeutique. Je ne vous répèterai point ma définition de ce principe et de son mode d'action en général, je vous soumettrai simplement ce dilemme : si les animaux peuvent produire, par une vertu inhérente à leur nature, des perturbations plus ou moins grandes dans l'organisme d'un individu vers lequel ils dirigent leur action, est-il déraisonnable de croire que l'homme, le roi des êtres vivants, puisse opérer chez autrui, par une puissance qui lui est propre, des révolutions salutaires ou nuisibles, selon la direction qu'il donne à cette puissance?.... Je pourrais ajouter que si deux métaux acquièrent par une disposition particulière la propriété de foudroyer un bœuf, d'atténuer, de guérir certaines affections, je ne saurais comprendre

qu'on refusât de reconnaître que l'agent magnétogène soit pourvu d'une vertu curative.

« Voilà, messieurs, les considérations que j'a-
vais à vous présenter, afin de vous mettre à même
d'apprécier une question encore peu connue.
Maintenant je me résume : la magnétisation
peut provoquer le sommeil; l'individu magnétisé peut voir à distance, connaître les moyens
de traitement pour le malade qu'il a exploré :
la consultation même envoyée de Paris à
M. Pihoué, à Bressuire, en est la preuve irré-
fragable. L'agent magnétogène a une propriété
curative : la rapide et inespérée amélioration
de la santé de M. Pihoué lui-même ne permet
pas d'en douter. En un mot, LE MAGNÉTISME
EST UNE VÉRITÉ DÉMONTRÉE, et par cela seul,
une chose utile ! Si vous pensez à présent que
je me trompe, CONDAMNEZ-MOI, je saurai souf-
frir ; je n'apostasierai jamais ! »

Vous savez, mon cher monsieur, que
je ne suis pas seulement persuadé de la

réalité des phénomènes du magnétisme et du somnambulisme, mais que j'en suis profondément convaincu. Rien ne saurait donc ébranler ma foi. Si les magistrats de Bressuire et ceux de Niort, dont la situation est désormais plus pénible que la mienne, ont cru pouvoir me faire abjurer mes croyances en me frappant de leurs verges, ils se sont trompés du tout au tout, car les forces de l'homme consciencieux et énergique se retrempent dans le malheur.

LETTRE IX.

A M. Lamey fils,

à Strasbourg.

Monsieur et cher disciple,

J'ai lu avec le p'us vif intérêt le remarquable ouvrage que vous avez eu la bonté de m'envoyer. J'y ai admiré surtout la persévérance, le calme, le courage du docteur Kerner, ce magnétiseur intrépide et tenace comme la plupart des savants de l'Allemagne, son pays.

Je vous ferai part des réflexions que m'a suggérées cet ouvrage, trop peu connu en France. Mais comme je veux répondre aujourd'hui à la question que vous m'adressez : « Qu'apprend-on en prison ? » vous voudrez bien attendre ma prochaine lettre.

« Qu'apprend-on en prison ? »

Bien des choses, certes, qu'on ne soupçonne seulement pas avant d'y avoir séjourné comme pensionnaire. J'ai écrit là-dessus un assez grand nombre de pages qui seront imprimées, je l'espère, dès que mon cher procès sera terminé. Cependant, comme je ne veux pas vous laisser attendre la publication de mon livre futur, agréez, je vous prie, l'échantillon suivant :

LA SOURICIÈRE.

Pourquoi a-t-on donné ce nom à la prison où je fus déposé en attendant mon interrogatoire et après l'avoir subi? Je l'ignore. Tout ce que je sais, c'est qu'il y a assez d'analogie entre le nom et la chose. La souricière est une cave voûtée, froide et humide, où l'eau dégoutte constamment le long des épaisses murailles, et ruisselle sur les dalles qui la pavent. On y arrive par un souterrain du Palais-de-Justice dont dépend cette salle basse, où, si petit de taille que soit un homme, il est obligé de se courber pour entrer par une énorme porte en fer. Une fosse non-inodore pratiquée dans l'un des coins de cette cave y répand une odeur qui dédommage fort peu de celle qu'on respire dans les corridors de Sainte-Pélagie. Une femme, remplissant les fonctions de guichetier, procure, à qui en demande contre paiement, un verre de quelque drogue baptisée vin ou eau-de-vie; elle se charge aussi de faire venir une voiture de place pour quiconque a 2 francs 50 centimes à donner en échange de son transport à sa prison ordinaire.

Je m'étais fait octroyer un fiacre pour venir

de Sainte-Pélagie au Palais-de-Justice, où j'arrivai en même temps que huit autres prévenus de ma prison. Quand on est avec les loups il faut hurler, dit un proverbe. Cette maxime est fort peu consolante dans certaines positions, dont il faut pourtant subir les rigueurs: ainsi j'étais avec des bandits, il me fallait sinon être bandit, du moins feindre adroitement de n'être pas tres-honnête homme ; car rien ne choque plus un fripon que l'aspect de la vertu, et les méchants sont toujours bien plus disposés à nuire aux bons qu'à leurs pareils.

A mon entrée dans la Souricière, je fus abordé par un individu au front haut, à l'œil superbe, à la démarche aisée, quoique vêtu assez mincement. Cet homme me parla d'abord des prisons, des cachots, des bagnes, de tous les lieux d'horreur qui font ordinairement le sujet des conversations entre détenus ; puis il me raconta toute son histoire. histoire étrange, dont je vais essayer de me rappeler les traits les plus saillants :

« Je suis né à Lyon, me dit cet homme, de
commerçants aisés. Mon père me donna une
éducation assez soignée, et je puis dire que je
profitai assez bien de mes études, car, outre le
grec et le latin, dont j'eus dès ma jeunesse les
trois cavités bourrées, j'appris l'allemand, l'ita-
lien et l'anglais. J'étais destiné à la carrière
commerciale, il me fallait avoir une belle écri-
ture. Je dessinais déjà fort joliment, j'arrivai
vite à manier la plume avec une grande supériorité. J'étais au moment de débuter dans la
vie spéculative, quand mon père éprouva des
pertes considérables qui entraînèrent la ruine
de la maison. Réduit à zéro, il me fallut entrer
commis chez un négociant, jadis notre ami,
dont la généreuse philanthropie m'accorda mille
francs d'appointements pour un travail qui
n'eût pas été trop salarié par mille écus ; mais
je commençais, et malgré mon intelligence,
mon zèle et mes talents, je ne devais pas pouvoir gagner plus qu'un jeune commis ordinaire. Cependant le chagrin avait saisi mes

malheureux parents, et en peu de temps mon père et ma mère quittèrent ce monde de tribulations et de désespoir. Seul, libre et pauvre à vingt-deux ans, abreuvé d'amertume, de déceptions, je pris mon courage à deux mains et résolus de tenter la fortune par tous les moyens que je pourrais mettre en usage.

« Je m'étais assez appliqué à l'étude de la chimie : cette science avait pour moi un attrait puissant. Je me livrai avec une sorte d'enthousiasme à l'idée que je pourrais bien, tout en satisfaisant à mes goûts, trouver la richesse que je désirais; mais comment faire pour monter un laboratoire? Point d'argent, point de crédit, point de vrais amis ! J'avais beaucoup entendu parler d'un personnage en quelque sorte mystérieux qui, disait-on, cherchait avec toute l'ardeur d'un disciple de Paracelse la pierre philosophale. A en croire la chronique scandaleuse du jour, cet homme était une espèce de démoniaque passant, en compagnie de tous les diables de l'enfer, toutes ses nuits à souffler les charbons sulfureux dont l'incandescente ardeur devait opérer la transmutation des métaux les plus vils en l'or le plus pur. On ajoutait que ce fou-souffleur devait posséder une grande fortune patrimoniale, et qu'il ne serait peut-être pas fâché de trouver un aide qui flattât sa manie. J'allai chez lui et demandai un entretien particulier qui me fut assigné pour le lendemain. Je n'eus garde de manquer au rendez-vous, et dès mon arrivée je fus introduit au salon par un valet dont l'empressement me fit comprendre que j'étais attendu.

« A peine avais-je eu le temps de m'asseoir, qu'un homme d'un âge mûr, mais plein de vigueur et de noblesse, entra, d'un cabinet voisin. Je fus assez surpris, d'après tous les récits que j'avais entendus, de voir un homme vêtu comme tout le monde, ayant un visage sans charlatanisme, et des manières nullement ridicules, moi qui m'attendais à reculer à l'aspect d'un vampire dont tout l'extérieur devait annoncer le ténébreux commerce. Je lui dis nettetement qui j'étais, ce que j'étais, ce que je pouvais, ce que je souhaitais. Il agréa mes services, et dès le même jour j'entrai en fonctions.

« Il serait trop long de dire tout ce que je vis de curieux, tout ce que j'appris d'utile, tout ce que je soupçonnai de secrets pendant mon séjour auprès du prétendu fou possédé ; mais ce qu'il y a de certain, c'est que j'ai pu me convaincre que si mon maître avait quelques travers d'esprit, cela était mille fois plus que compensé par les profondes connaissances dont il était pourvu, par l'immensité de sa science, par sa haute philosophie. C'était bien véritablement un alchimiste zélé ; mais c'était aussi un chimiste du premier ordre, dont les belles découvertes ont augmenté la gloire de plus d'un nom célèbre. Un jour que nous venions d'obtenir des résultats qui, tout incomplets qu'ils fussent, nous ravirent d'aise, mon laborieux professeur s'écria, comme éclairé d'une soudaine lumière : *Il faut partir pour l'Égypte ; nous y achèverons notre œuvre !* Je consentis d'autant plus volontiers à le suivre, que je ne souhaitais rien tant que les voyages. Quelques mois après nous étions installés au Caire. Mon maître se mit promptement en rapport avec tous les gens de qui il supposait devoir tirer quelque lumière; indigènes et étrangers étaient reçus chez lui, et quiconque, s'occupant de science occulte, se présentait à la maison, était le bien venu. L'Egypte fourmille de gens qui, par tradition, possèdent les secrets les plus merveilleux; pour vous en donner une idée, écoutez ce dont dont j'ai été témoin oculaire.

« Un de nos visiteurs habituels vint nous annoncer que deux soi-disant magiciens avaient opéré la veille, chez des Français de distinction, des choses incroyables qu'ils reproduisaient à volonté, en présence des plus sceptiques, moyennant une rétribution proportionnée à la durée de leurs opérations. Mon maître les manda, ils vinrent aussitôt. Ces deux individus étaient assez pauvrement vétus, et soit qu'une sorte de prévention de laquelle on ne peut pas

toujours se défendre se fût emparée de mon esprit à leur endroit, soit qu'ils eussent réelle-
ment quelque chose d'étrange dans leurs habitudes, toujours est-il que dès l'abord je les
regardai comme des envoyés de l'enfer, contre
lesquels je me tins en méfiance après m'être
signé trois fois. On leur demanda ce qu'ils
étaient capables de faire. — Beaucoup de
choses, répondirent-ils ; par exemple, de faire
naître sous vos yeux des serpents de différentes
couleurs et de différentes tailles. — C'est bien ;
mais vous allez vous déshabiller complètement
dans cette chambre ; puis, quand vous serez tout
nus, vous nous suivrez dans la pièce où nous
désirons vous voir opérer. — Tout fut accepté,
tout fut fait avec les plus minutieuses précautions ; nous nous rendîmes tous dans une salle
dont mon maître avait constamment la clé.
Nous nous y enfermâmes ; l'un des magiciens se
mit à l'œuvre, après s'être vêtu d'habits que
lui donna mon maître. Il commença par gri-
macer affreusement, il se tordit les membres, se

roula par terre, se prit à vociférer d'horribles
imprécations, et au bout de quelque temps nous
vîmes, se glissant par dessous la porte qui d'un
cabinet donnait dans notre chambre , un
long et épais ruban noir dont la forme s'arron-
dit sous nos yeux et qui se dirigea vers cet
homme, en rampant avec vivacité. C'était bien
la figure d'un serpent! Nous demandâmes si
nous pouvions le toucher; on nous répondit
négativement; on ajouta que nous pourrions
nous satisfaire sur ceux des autres reptiles qui
allaient s'offrir à nos regards. Quant à ce serpent noir, le magicien le prit et l'enferma dans
un petit sac de toile qu'il avait demandé et
que mon maître lui avait fourni lui-même. Un
instant après, nous vîmes arriver de la même
façon, par le même endroit, successivement
deux énormes serpents gris que nous tou-
châmes et dont le contact glacé compléta notre
illusion, si tant est que nous fussions illu-
sionnés, ce que je n'oserais encore affirmer.
Quand nous eûmes satisfait notre curiosité par

un examen très-attentif des deux reptiles, le
magicien s'en empara et les mit aussi, eux, dans
le sac de toile où nous ne pensions pas qu'ils
pussent tenir. Enfin, pour dernière expérience,
le magicien dirigea ses regards vers un coin supérieur de la chambre, fixa des yeux cet endroit
pendant quelques minutes, et nous vîmes bientôt
s'y former comme une boule de fumée grisâtre
qui s'épaissit promptement, devint noire, se con-
densa et se fondit en deux rubans de feu qui,
en venant se briser à terre, donnèrent naissai ce
à deux nouveaux serpents aux couleurs les
plus variées et les plus brillantes. Ils furent
mis dans le sac comme les autres l'avaient été,
et la minute d'après tout s'était évanoui, le sac
était complètement vide, il ne restait nulle
part aucune trace de cette scène (1).

(1) Bien des gens, à ma place, eussent pensé, en enten-
dant un si étrange récit, que le narrateur voulait, avec
tous ses serpents, leur faire avaler au moins une énorme couleuvre, comme dit le vulgaire; mais des faits
analogues m'ayant été affirmés bien des fois par des
voyageurs dignes de confiance, j'écoutai très-sérieusement

« Nous étions depuis tantôt trois ans au Caire; nous avions vu beaucoup, étudié beaucoup, appris beaucoup; nous devions, suivant les projets de mon maître, aller visiter plusieurs villes d'Asie, repasser en Afrique et revenir en France, pour nous y livrer à la transmutation en grand et procurer à notre gouvernement, en échange des honneurs qu'il nous eût probablement accordés, une fortune considérable dont toute la nation eût sans doute profité. Au dire du maître, et d'après les expériences auxquelles j'avais coopéré, nous ne pouvions échouer dans l'accomplissement du grand œuvre; je me voyais déjà riche à milliards, possesseur de la panacée, dispensateur du *pabulum vitæ*, en un mot j'allais devenir fou aussi moi, quand un accident des plus malheureux et des plus imprévus à la fois vint creuser sous les

ce que la plupart eussent considéré comme une billevesée inventée à plaisir. Cependant, je n'accepte pas la réalité de ces merveilles; mais je me garderais bien d'en nier la possibilité. J'aime mieux dire avec Montaigne : « Que sais-je ! »   (*Note de l'Auteur.*)

pas de mon infortuné maître une tombe profonde de laquelle il ne devait plus sortir. J'héritai des fourneaux, des cornues, des alambics, des matras, de tous les instruments; mais le fond du secret était enseveli avec mon noble professeur.

« L'argent que j'avais économisé sur mes appointements, celui que je pus retirer des objets qui m'avaient été laissés, tout ce que je parvins à réunir de ressources suffit à peine aux frais de mon voyage pour revenir en France. Il est vrai que n'ayant plus rien à faire à Lyon, j'avais résolu de me rendre à Paris dans l'espoir d'y trouver une occupation quelconque, en attendant que le hasard m'y fournit l'occasion de me rallier à quelque alchimiste avancé avec qui je pusse réaliser ce que tout le monde appelle une chimère. En arrivant à Paris, dans ce monde nouveau pour moi, dans cette capitale où les extrèmes se heurtent constamment, je m'enquis de certaines personnes que j'avais connues et que je savais habiter la grande ville; mes démarches furent infructueuses : cependant je cherchais à gagner mon pain ; de ci, de là, je quêtais tout le jour ; enfin un vendeur d'autographes, à qui je proposai des imitations, voulut bien occuper mon temps et me payer, à peu près un vingtième de ce qu'il les vendait, des manuscrits de rois, de princes, de savants, de poètes, que je lui fabriquais au fur et à mesure du débit. Je vous ai dit que je maniais bien la plume, joignez à cela que je sais parfaitement remettre à neuf ou vieillir à volonté tous papiers et parchemins : en conséquence, il m'est aussi facile d'imiter rigoureusement une pièce de plusieurs siècles de date, qu'il me serait aisé de contrefaire votre propre signature, si je l'avais un instant sous les yeux, de manière à vous tromper vous-même.

« Malgré le peu de lucre que je retirais de mon curieux travail, j'aurais attendu patiemment une occasion favorable de tenter la fortune par des moyens licites, si mon acheteur ne m'eût fait défaut. Mais il paraît que tous les

amateurs de précieux autographes étant pour-
vus, la vente devint difficile, les recettes rares :
je fus remercié. J'en étais à songer à d'autres
moyens d'existence, lorsqu'un inconnu se présenta chez moi et me demanda de lui fabriquer
un passeport pour se rendre en Angleterre. La
somme qu'il m'offrit était assez ronde ; rien n'é-
tait plus aisé pour moi que de le satisfaire : j'y
consentis. Ma foi, je l'avoue, ce nouveau métier
me parut bon, et afin de l'exercer avec une
sorte de conscience, en ne faisant profiter des
avantages que je pouvais offrir que des gens im-
prudents, mais non criminels, je voulus éten-
dre mes relations et me livrer en même temps à
d'autres spéculations; d'ailleurs, j'avais assez de
temps libre pour faire valoir mon argent. J'a-
chetai donc un fourneau, quelques instruments,
certaines substances, et je me mis à fabriquer
des vins de Champagne, de Frontignan, de Ma-
dère, de Malaga, de Constance, de Chypres, et
jusqu'au lacryma-christi ; je fis de l'eau de

fleurs d'oranger, de l'eau de Cologne, des es-
sences ; sur tous ces objets, je gagnais au moins
cent pour cent, malgré l'extrême bon marché
auquel je les vendais. Je marchais à grands pas
dans une voie prospère, lorsque je fus arrêté,
il y a quelque temps, comme fabricateur de
faux passeports. Ce qui a été trouvé chez moi,
les témoins qui sont assignés, tout me force à
un aveu dont je n'eusse pu me défendre
quand même il n'y eût pas eu toutes ces
preuves ; mais c'est une leçon dont le fruit ne
sera pas perdu pour mon avenir, et dès que
j'aurai subi ma peine, je saurai bien comment
m'y prendre pour dompter cette rétive fortune
que je combats depuis si long-temps. »

Cet homme allait probablement me faire
part de ses projets, lorsqu'on vint m'appeler
pour être interrogé. A mon retour dans la Souricière, j'appris qu'il était actuellement sur le
banc des accusés. J'avais hâte de sortir de cette
cave : je demandai une voiture, je rentrai à

Sainte-Pélagie sans l'avoir revu. Il purge sans doute à présent la condamnation à laquelle il s'attendait.

Si dans vos excursions outre-Rhin vous rencontrez de nouveaux trésors philosophiques, n'oubliez pas votre tout dévoué, etc.

LETTRE X.

A M. Mialle.

Mon cher monsieur,

Vous me demandez quelques détails sur feu le prieur d'Amilly, dont le nom est cité dans le journal de Niort, où se trouve consigné le fait de somnambulisme naturel observé récemment sur une pauvre fille de Mauzé.

Il y a déjà plusieurs années que j'ai recueilli, sur cet ecclésiastique, des notes dont je vais vous donner communication, et qui se trouvent confirmées aujourd'hui même par une personne digne de toute confiance, M. J........, de Mauzé, actuellement à Paris, qui a beaucoup fréquenté le prieur d'Amilly.

D'abord, il est bon de vous dire que mon grand-père maternel, de qui j'ai gardé le plus parfait souvenir, s'étant vu enlever d'un coup, par la révolution, la majeure partie de la grande fortune qu'il possédait, éprouva une telle secousse des confiscations dont il fut victime au nom de la nation, qu'il tomba frappé d'apoplexie, et, par suite, de paralysie, à laquelle il a résisté pendant vingt-deux ans d'une triste agonie! Il fut conduit lui-même par ses enfants chez le prieur d'Amilly, habitué, disait-on, à opérer des guérisons *miraculeuses* (c'est le mot qu'on employait), mais dont les tentatives réitérées échouèrent pourtant à l'endroit de mon aïeul, probablement placé dans les conditions les plus défavorables, à cause des sujets de douleur se succédant sans cesse après tant de prospérité héréditaire ; car ensuite de la perte de ses biens, il vit succomber dans les angoisses d'un chagrin invincible sa chère et vertueuse épouse, dont l'âge était encore peu avancé.

D'après cela, vous comprenez combien j'ai dû entendre de conversations au sujet du prêtre médecin, soit de la part de ma famille, soit de la part des personnes fréquentant alors la maison de mon père. Il n'y avait pas jusqu'à nos domestiques qui ne s'entretinssent des prodiges attribués au bon curé, taxé souvent de sorcellerie par les gens ignorants. J'étais bien jeune encore, néanmoins ces récits firent sur mon esprit assez d'impression pour que je ne les aie jamais oubliés. Enfin, quand, devenu magnétiseur, je visitai le département des Deux Sèvres, où j'ai passé mon enfance, je m'enquis du prieur d'Amilly, dont on m'apprit la mort, et sur la vie de qui j'écrivis ce que vous allez lire.

Don José Burnico Pera, très-versé dans les sciences naturelles, s'appliquait à l'étude de la philosophie occulte; doué d'une imagination vive, d'un esprit enjoué autant que studieux, il se plaisait dans la société des personnes de belle humeur. La gaîté de son caractère l'entraînait assez fréquemment à des facéties aussi intéressantes au fond que bouffonnes en apparence. Jugez plutôt.

Le prieur avait un salon symétriquement meublé, où il recevait ses malades. Un clavecin, dont il jouait fort bien, ornait un coin de la pièce; un sopha, des fauteuils et des chaises, qu'il ne permettait point de déranger de leur place, complétaient le mobilier visible de ce salon. Cependant, les plus pénétrants découvraient une chaîne métallique passant en dessous de chaque siége, mais on ne trouvait ni baquet, ni boîte, rien qui ressemblât à un appareil mesmérien. C'est là, disent les vieillards du pays, que le prieur faisait asseoir à la fois ses malades, chez lesquels, au moyen de la musique et probablement de la chaîne qui unissait leurs siéges, il excitait une hilarité dont une danse convulsive et irrésistible était la conséquence forcée. Après quelque temps de cet exercice quotidien, les malades s'en allaient guéris.

Don José s'était fait un cabinet de physique assez complet pour son époque. Il avait une machine électrique à l'aide

de laquelle il tenait presque constamment chargé un électrophore d'où partait un conducteur serpentant par toute
sa maison, et dont les méandres cachés
se révélaient seulement par les effets
qu'en ressentaient à l'improviste les bon-
nes gens qui venaient visiter le prieur-
sorcier.

Outre le cabinet ostensible, il possédait un cabinet secret. Personne n'avait
la permission d'entrer dans celui-ci, ré-
servé strictement aux opérations occul-
tes de l'abbé. Tout ce qu'on savait, c'est
que de cette pièce mystérieuse partait
un fil métallique désigné par les habitués
de la maison sous le nom de fil de fer, lequel fil communiquait à un très-bel arbre
situé à peu de distance du prieuré, arbre
dont les branches, artistement fléchies
par les soins du prêtre, formaient un

vaste berceau d'un ombrage délicieux, et sous lequel notre gai physicien invitait d'ordinaire, quand la saison le permettait, ses curieux visiteurs à s'asseoir, en accordant toujours la préférence aux plus beaux esprits. Là, quand le temps était d'une sérénité sans nuage, il amenait spontanément une pluie à verse qui forçait aussitôt les gens de déserter la place. On eût dit que les branches de l'arbre-torrent étaient transformées en autant de cribles invisibles à travers lesquels s'échappait bruyamment toute l'eau d'un vaste réservoir. Ces scènes d'inondation paraissaient être l'objet d'une prédilection particulière de la part de don José.

Je ne veux, mon cher monsieur, vous faire part d'aucune de mes réflexions touchant ces remarquables choses; je me contenterai de vous citer encore quelques-uns des faits du prieur d'Amilly.

Don José avait pour servante une vieille femme aveugle qu'il mettait en somnambulisme si fréquemment, que cet état était devenu pour ainsi dire permanent chez elle. Cette femme donnait des consultations aux malades, et quand elle sentait qu'ils ne pouvaient se procurer aisément les plantes indigènes qu'elle avait indiquées, elle s'en allait seule, à travers champs, cueillir elle-même les simples prescrits. Elle était d'une adresse incroyable dans l'exécution de tous les travaux du ménage, et fort habile dans l'art culinaire.

Il paraîtrait aussi que le bon prieur possédait lui-même la faculté de vision et de sensation à distance, d'après ce qui suit.

Un fermier de la commune de Lié (Vendée) arriva un jour chez le curé d'A-milly, qu'il se disposait à saluer, quand celui-ci, prenant l'initiative, lui dit avec véhémence : « Je sais ce que tu veux : tu viens me consulter pour ton frère qui est fou furieux. Tiens, va lui porter ceci. » Et en même temps, don José applique sur la face du pauvre paysan un soufflet étourdissant. « Donne-le-lui aussi fort, ajouta-t-il, et si cela ne le guérit pas, tu reviendras me voir. »

Voilà sans doute, mon cher monsieur, un bien singulier remède, et dont beaucoup de gens se riraient en criant à la démence. Cependant il est très-certain que le fermier, aussi surpris du coup de main qu'étonné des paroles du prieur, qui, n'ayant pu être prévenu, venait de lui dire juste l'état de son frère, s'en re-

tourna à son village, aborda le malade
fort brusquement d'une tape non mé-
nagée , et le guérit à l'instant même.
Ce missionnaire de don José existe encore aujourd'hui ; c'est un beau vieillard
âgé de quatre-vingt-cinq à quatre-vingt-
six ans, nommé Caquinaud, et qui a con-
servé la mémoire de ce fait.

Autre chose. Un jour que le prieur
parcourait la campagne en causant avec
le docteur ***, son ami, un homme qui
s'était présenté chez lui depuis sa sortie,
vint, sur les indications de la servante
aveugle, trouver don José au milieu des
champs. Ce malheureux, tout éploré, dit
au prêtre que sa femme était en mal
d'enfant, que l'accouchement ne pouvait
se faire, et qu'il le priait de venir auprès
de la malade. — Le prieur alors cueillit
un épi de blé (on était aux approches de

la moisson), le tourna un instant dans sa bouche, et le remit au paysan, en disant : « Tiens, prends ceci ; retourne vers ta femme, pose-lui cet épi sur le nombril (l'ombilic), et si une demi-heure après elle n'est pas délivrée, reviens me trouver. » Le remède opéra si merveilleusement qu'on cria : Miracle !

Un fait encore.

Deux messieurs de Poitiers, appelés à Mauzé par des affaires heureuses, descendirent ensemble au meilleur hôtel de la petite ville, chez madame veuve Aymars. A peine eurent-il mis pied à terre, qu'ils demandèrent à la maîtresse de la maison si elle connaissait, dans les environs, une espèce de *sorcier* ou de *fou* qu'on appelait prieur d'Amilly. Cette dame, estimant beaucoup don José, qu'elle recevait fréquemment chez elle comme ami, et, se trouvant blessée des termes inconvenants employés par ces messieurs à l'égard d'un prêtre respectable, répondit négativement. Les deux voyageurs, après s'être égayés un instant sur le compte du prieur qu'ils ne connaissaient autrement que par des rapports vulgaires, et qu'ils se proposaient, disaient-ils, de démasquer après l'avoir mis en défaut, commandèrent leur déjeûner, et quittèrent l'hôtel pour un moment. Ils venaient de sortir lorsque don José, arrivé comme par hasard à Mauzé, vint souhaiter le bonjour à madame Aymars, qui lui rapporta la maladresse des deux étrangers. « C'est bien, fit le prieur, arrangez-vous de façon à me faire déjeûner avec eux ; je vous promets qu'à table ils ne riront pas si fort. »

L'heure du repas étant venue, madame

Aymars, prétextant de l'embarras, obtint des deux plaisants l'autorisation
qu'un prêtre déjeûnât à leur table. Dès
qu'on eut annoncé le service, ces messieurs entrèrent dans la salle à manger,
où ils furent bientôt joints par Burnico
Pera, dont les salutations gracieuses et
affables leur plurent tellement qu'ils
n'hésitèrent pas à lui adresser la parole.
Le premier plat était à peine divisé que,
tout en se livrant sans restriction aux
délices d'une mastication activée par un
appétit dévorant, nos trois commensaux
se prirent à deviser de choses diverses,
à la suite de quoi la conversation tomba
sur le prieur d'Amilly. « Monsieur l'abbé
doit le connaître, dit l'un des voyageurs,
et il peut bien nous dire ce que c'est que
ce magicien fameux dont les tours de gi-
becières, de boîtes à double fond, ont

agi si fortement sur les faibles esprits des paysans de cette contrée. Mais nous oublions qu'entre gens de même robe on se doit aide et protection : en conséquence, nous devons prier monsieur d'excuser nos plaisanteries en faveur de notre curiosité ; car il nous est impossible de parler de son confrère sans rire ouvertement des sortiléges qu'on lui prête, et dont nous sommes si désireux de dévoiler les turpitudes. — Messieurs, répondit l'abbé, je crois que vous avez une fausse opinion du prieur d'Amilly : j'ai ouï dire, il est vrai, qu'il faisait assez fréquemment des choses remarquables ; mais je ne pense point qu'il mérite d'être traité avec mépris. Il y a des hommes qui ont tant étudié, qu'ils sont parvenus à acquérir des connaissances au-dessus de la portée du vulgaire. »

Celui des deux voyageurs qui n'avait pas encore parlé, craignant de voir son ami exposé à une leçon de circomspec-tion bien méritée, essaya de changer le sujet de la conversation en offrant du vin à don José, qui, semblant oublier les épithètes peu gracieuses dont on venait de le couvrir, accepta en souriant, et éle-va son verre en portant la santé de ses commensaux. Selon l'usage du Poitou, on trinqua en se saluant. Mais voilà qu'à leur grande surprise les deux plaisants ne purent porter à leurs lèvres les gobe-lets qu'ils tenaient en main : leurs bras contracturés ne se pouvaient fléchir, et leurs efforts de volonté n'étaient pas as-sez puissants pour vaincre la résistance de leurs muscles dominés par une force occulte. Cependant don José avait bu à son aise.

« Eh bien ! messieurs , dit le curé , vous ne buvez pas !..... Est-ce que vous songez encore au prieur d'Amilly ?... »

Les deux voyageurs ne riaient plus.

« Allons , poursuivit don José , pensez donc que vous êtes à table, et videz vos verres. »

Nos hommes étouffaient de confusion.

« Ah ! s'écria enfin le plus parleur, nous sommes vaincus ! Vous êtes sans doute le prieur d'Amilly, à qui nous devons demander pardon de notre impertinence.

— Je suis en effet le sorcier du pays, répliqua en riant le bon prêtre ; mais je ne veux point vous garder rancune ; seulement souvenez-vous toujours que, dans le doute, on doit s'abstenir, et qu'il est prudent et sage de ne porter aucun jugement sur les choses qu'on ignore. A présent, tout est dit, buvez, et soyons amis. »

Alors les voyageurs reprirent l'usage de leurs bras, dont ils avaient été un instant privés par la volonté de don Burnico Pera.

LETTRE XI.

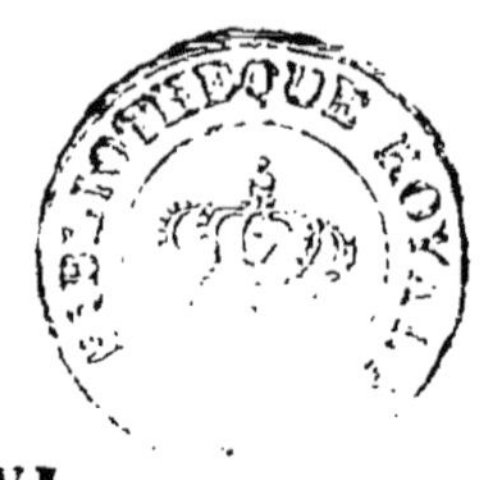

Mon frère,

Réjouissez-vous tous! la Cour suprême vient de casser les sentences de Bressuire et de Niort.

Dieu est juste!

Recevez, etc.

TABLE DES MATIÈRES.

FIN.

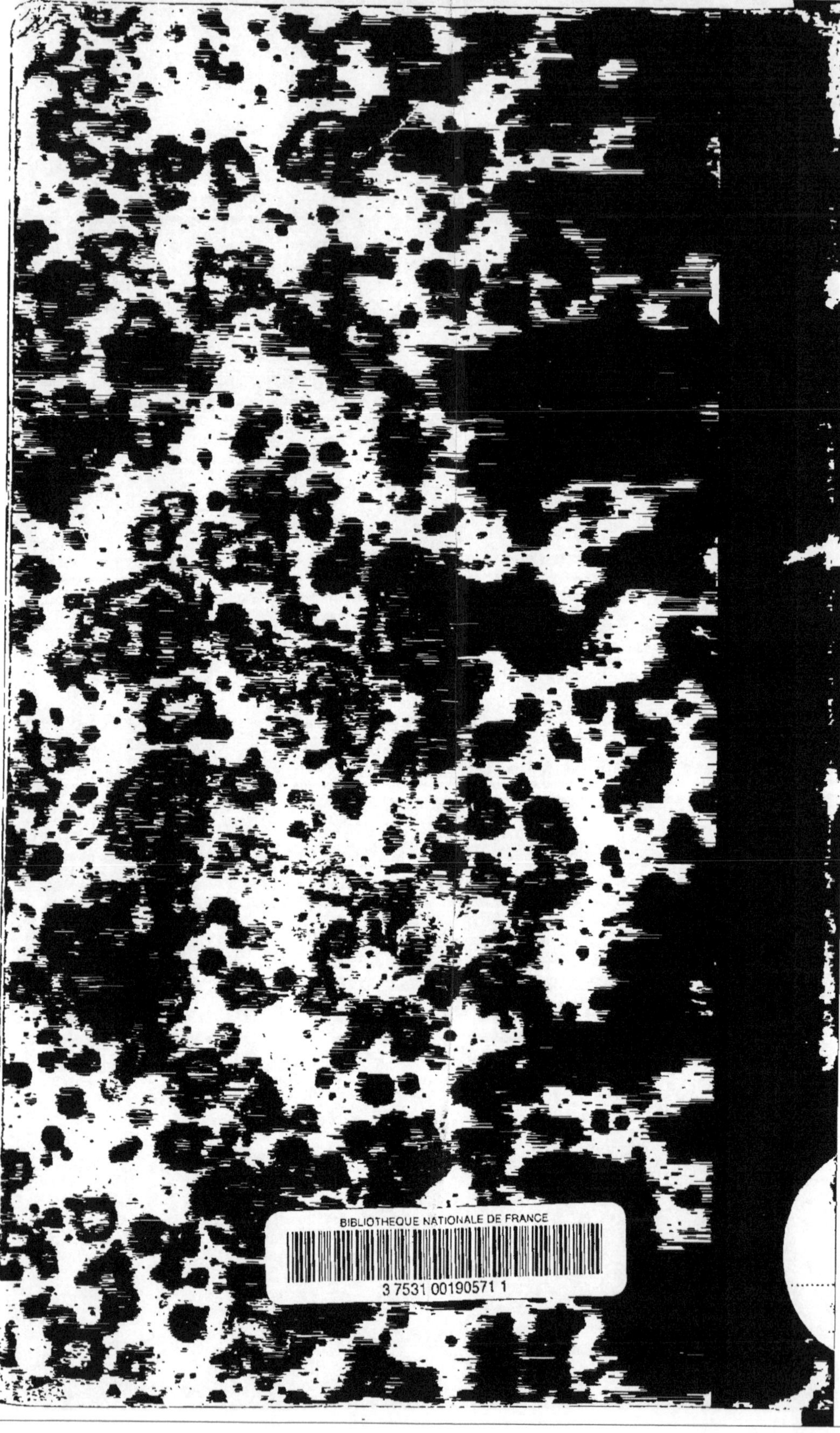

www.ingramcontent.com/pod-product-compliance
Ingram Content Group UK Ltd.
Pitfield, Milton Keynes, MK11 3LW, UK
UKHW021215140726
13695UKWH00002B/550